シリーズ「心理臨床セミナー」⑤

いま家族援助が求められるとき

家族への支援・家族との問題解決

中釜洋子 著

KS 垣内出版株式会社

シリーズ「心理臨床セミナー」刊行の趣旨

わが国の心理臨床は、戦後五〇年という長い助走期間を経て、ようやく本格的に展開しつつあります。

臨床心理士も、その資格が未だ団体資格にとどまっているとはいえ、徐々に存在が認められてきています。大学その他の機関などにおける心理臨床教育も、広がりと充実において三〇年前とは隔世の感があります。

それと平行して、出版活動も盛んになり、専門家、準専門家に向けて入門書、専門書など多くの書物が世に問われるようになりました。

にもかかわらず、心理臨床を学び、心理臨床に携わろうとしている人々にとって、心理臨床の実際はなおイメージしにくく、臨床の知と技法を自家薬籠中のものにすることは、極めて困難であることも事実です。

心理臨床という仕事には、思想と理論と技法と経験が入り交じり、混然としています。これら四者が一人の実践家の中で混ざり合い、その結果が臨床場面の瞬間瞬間で現れ、また、問われます。

このような事実は、通常、指導者（スーパーバイザー、教師、先輩）と被指導者（スーパーバイジー、学生、後輩）との緊密な関係において、言語的あるいは非言語的に伝達されます。そして、心理臨床の知識と技法のこういった側面は、パーソナルな色彩が強く、書物に表されて伝達されることはめったにありません。そのために、直接ふれあうわずかな人々のあいだでしか共有されることがないのです。

心理臨床教育においてもっとも必要とされていながら、もっとも公けにされることの少なかったこの「思想と理論と技法と経験の混合」を、広く臨床を志す人々に少しでも多く伝えたいというのがこのシリーズを企画する趣旨です。

一人ひとりの心理臨床家の中でそれら混合の結果がいかなるものとなっているか。その様相を伝えることによって、日本の初心の心理臨床家や心理臨床学徒が自分のアイデンティティを模索しながら、勇気を持って実践の力量を高められるようにする。そうした後進の努力を後押ししたいというのが私たちの願いです。

各巻の主題は異なっています。執筆者が今まで追い求めて来て、自分の言葉として今もっとも伝えたいと思うテーマの下で執筆しました。各巻のボリュームはいたずらに大きくせず、むしろコンパクトにし、読者が一気に読めるものにしました。章立てや文章のスタイルも、執筆者によって異なることをいといませんでした。文は人なりだからであり、それらも含めて執筆者その人を伝えることが出来ればと思うからです。借り物でなく、執筆者の経験に裏打ちされた、執筆者自身の生きた言葉をお伝えしたいと願っています。

一九九八年四月一〇日

飯長喜一郎
平木　典子

序章

私が家族援助について本格的に学び始めたのは、今からおおよそ一〇年ほど前のことです。ちょうどその頃、まとまった時間を得て米国で病院研修する機会に恵まれたということもあります。学びたい方向はほかにもいくつかありましたので、そのうちのどれを選ぶか、しばらく悶々と考え悩んだ末、米国留学の機会を全面的に家族療法の習得に費やしてみようと決心したことがきっかけでした。

カール・ロジャーズの来談者中心療法から心理臨床を始めた私にとって、実は家族療法は、学びたいと思うが同時に違和感も強く覚えるアプローチでした。家族についてもっとよく理解する視点を持ちたいと、国内でも何度か家族療法の研修プログラムに足を運んでみるものですが、（とりわけ、当時、我が国で盛んに取り上げられていたアプローチに対しては）反発心が先んじてじっくり取り組むことが出来ずにいました。かといって、家族をその文脈ごと捉えようという発想に感じる魅力をあきらめることができず、これでだめなら潔く断念するまでだという、最後の挑戦とでもいった心境でした。ですから、研修先では紹介される理論にいちいち懐疑的な目を向け、たどたどしい英語で相手に伝わるまで繰り返し疑問を呈するというのが、家族療法に取り組んだ私の最初の仕事でした。（そんな私を抱えてくれた環境に心から感謝しています）

研修が始まって半年ほど経ったディスカッションでは、アソシエイトと称する研修仲間相手にこんな疑問をぶつけました。

「日本では、家族の内と外に太く明確な境界線が敷かれている。家族メンバーの関わり合いは概して緊密で、家族以外の者に対する閉鎖性が強いため、家族の問題や困難を外の人に相談することへの抵抗が強い。ましてや、親密な関係であれこれ説明したり表現しあう伝統もないため、家族から抜け出すようにしてやってきた人に個人面接をするのは大いに有効だが、集団としての家族にまで対象を広げるのは果たして得策かどうか、大いに疑問である。家族の中では話せないことがたくさん出てくるだろうし、話すことでかえって傷ついてしまうかもしれない。家族療法という治療枠組みに乗ることが出来る家族は、極めて少ないのではないだろうか」

家族療法を学ぼうと一大決心したにもかかわらず、戸惑いはずっと続いていました。当時の私の迷いをそのまま表現すると、こんな言葉になりましたし、それは私一人の迷いではなく今から十年ほど前、おおかたの個人心理臨床家が抱く平均的意見だったと見ることが出来るでしょう。

当時、私は三〇代前半で、親御さんとしてお目にかかるのは、同世代か大半が年上の方々でした。生来の童顔の影響もあり、よく言えば先方はあまり警戒心なく語り始めてくれる、悪くすれば、セラピストとしての信頼を勝ち得るまでに何かひと仕事する、自分の姿勢を示すよう求められることも少なくないという状況でした。

「クライエントの父親に声をかける時には、『お母さんとお会いしていろいろと頑張ってきました。その上で、やはりここはお父さんの力もお借りしたいということになり、ご多忙の中、是非一度ご足労いただけないものかとお願いする次第です』という丁寧な文章をしたため、母親から手渡してもらっています。そして、それにも関わらず（今から考えれば、それだからこそ、と言えることだったのですが）、傍観者然としてやってくる父親が多く、主体的に関わってもらうには、日本のセラピストは気長に根気よく父親に働きかけ続けなければなりません。母親の方でも、子どもの養育を自分だけの守備範囲と考え、よい意味でも悪い意味でも男性の手助けを求めないことが多いようです。」などと発言したこともあります。米国で何気なくめくった電話帳に、男性クライエントの援助や父親業のサポートを専門とするカウンセラーの延々数ページにわたるリストを見つけ、ほうっとため息をついたものでした。四〇代、五〇代、いえいえ六〇代になっても夫婦関係の充実を求めてカップル療法の場に足を運ぶ人々の姿にも圧倒されていました。「私たちアメリカ人も、同じような疑問を携えて一歩ずつ進んできたんですよ」と、かの地で家族療法の創始に関わったある臨床家は私の迷いに共感を示してくれましたが、私には、時代的変化というより文化差として意味づけられました。関係を求めることにこれほどのエネルギーを注ぐ社会と日本社会の違いを痛感し、日本への家族療法の導入の可能性について、私自身が大いに揺れ、迷い続けたわけです。社会がよしとする家庭内の役割分担やジェンダー意識に対して、昔ながらのお定まりのイメージがあると思っていました。そしてそれは正しい認識だし、長期にわたって変わらないものとどこかで決めてしまっていたようです。

四年の間、いろいろな疑問と取り組んだおかげで、私自身は幸い、来談者中心療法の基盤とシステムの視点は統合可能だという感覚を得て研修を終えることが出来ました。帰国して教育相談関係の仕事に戻りますが、するとどうでしょう。帰国前、あれほど困難に思えていた父親の協力が案外簡単に得られることがあるようなのです。あまり大がかりな手続きを踏まずとも、水を向ければ母親と一緒に顔を出す、毎週のように休みを取り、あるいは「仕事のやりくりがつく範囲でなら」と言い、かなりの頻度で面接に参加し続ける。母親以上に心配そうな表情で、子どもを気遣う父親に会うことも少なくない。それが実感でした。そして、母親の方に目をやると（これまで夫の協力を得られずに苦しんできたことにいささか強烈な苦言を呈し、頑なな素振りを見せながらも）一人では心許ない、是非とも力を貸してほしいという気持ちがまざまざと見て取れます。

こんな発見に驚いて周囲を見回してみると、どうもこれは私だけに生じた変化ではないこともわかってきます。筆者より若手の相談員達が、意図して呼んだわけでない父親の出現に大いに戸惑っています。「突然お父さんがやってきました（来週お父さんも連れて来ると言うんです）、なにを心がけたらよいでしょう、個人面接と異なる点は何でしょう」など、一言アドバイスを求められることも少なくありません。父親の参入を、どうやって連れてきた側、やってきた側のアクティング・アウトにせず、変化への確かな力に転じたものか困っている若手相談員達の姿が見えてきました。

もちろん、もっと以前から少しずつ日本社会が変わってきていたということなのでしょう。それが四年のインターバルを経て日本に戻ってきた私の目に、強烈な違いと映ったわけです。いま、相談機関を訪れる家族の何組かは、外から内からの力を総動員したいと願い、そのことに力を貸してくれる援助者を心から求めているようです。

よくよく考えてみると、「家庭を守る専業主婦のお母さんと月給を運んでくるお父さんが二人っ子を大切に育くむ、三世代同居を検討しながら核家族で暮らす」という「日本人の平均的家族像」が生まれたのも、たかだか戦後五〇年のことなのだそうです（落合、

1997）。この平均的家族像は、それなりに規定力を発揮して私たちのあるべき姿を示してきましたが、現実はさらに多様に変化しました。仕事を持った女性達が経済的・精神的な自立を重んじて家庭生活にあこがれを感じない、あるいは先延ばしするなど、晩婚化・非婚化の傾向が現れました。結婚しても子どもを持たない、あるいは持ちたくても子どもが出来ない場合もあり、子育てを伴わない家族イメージが広がってきました。子どもが生まれた後も結婚前と変わらず、職業・自由・趣味を持ち続けたいという妻、一家の稼ぎ手であると同時に自分の好きなことに打ち込む時間も確保しようとする夫、子育ての分担を積極的に引き受ける夫、等々。家族員達が家族役割をそれなりに引き受けながらも、なお、ユニークな個人でありたいと願う個性化の時代がやってきました。柏木（1998）の言う「家族が面白い時代」がいよいよ幕開いたわけです。

こういったウキウキするような期待の反面で、たとえば児童虐待の件数は、この数年、けたたましい勢いで増加しました。青少年犯罪の悪質化、ますますの若年化、キレル子ども達の問題、疑似家族を求めてカルト集団に参入する若者も依然として存在し続けます。不登校やいじめ、引きこもりの問題は後を絶たず、我が子は全く無関係と安心している親が今日どれほどの数いるでしょうか。怒れる子どもが親に、親が手に負えなくなった子に凶器を向けるなどのセンセーショナルな事件が相次いで発生することも、私たちの社会に対する大きな警鐘です。女性や母親といった一部の人々に家庭経営の義務と責任が集中し、彼らの犠牲と献身的な養育行為によって、他の家族員たちの自由が保障される時代は良くも悪くも終わりを告げつつあります。いま家族は、自分たちの責任で、誰が何をどのように引き受けるかを決めなければなりません。前例に頼らず、モデルを当てにせず、多くのことどもを自分たちで決めてゆかなければなりません。

モデルのない状況は、人々の不安を喚起しがちです。不安は見切り発車的な結論や決定、問題からの逃避、責任のなすりつけ合い、相互の誹謗中傷を引き起こしかねません。結果としていくつもの家族で、子育て機能・相互保護的な機能が危機に瀕しＳＯＳを発しています。家族の問題について、もがいている人、援助を求めている人はかなりの数いるようです。心理臨床もますますさかんに社会の関心を集め、家族心理学は多くの人からもっと学びたいという声が寄せられています。

相談にいらっしゃる方の中には、一人でカウンセラーのもとに通うことを望まれる方も多くいます。そしてその一方で、誰かと一緒だから、一人でないから相談機関に足を運べるという人、自分だけで問題に取り組むよう言われることに反発を感じ、夫も一緒なら、とか、妻や子どもに連れてこられる家族面接の場でなら、相談に一枚噛むことを引き受ける人がいるのも事実です。そのような希望もまた、耳を傾ける価値のあるもっともな気持ちだと私には感じられます。心理臨床に携わる者は、このようなリクエストに応えるだけの技能を磨く必要があります。

この本はそんな多様な形態の援助に乗り出してみようという方々のために著しました。タイトルや内容から「家族療法」という言葉を消して「家族援助」にしたのは、治療ではなくて援助であると自分の仕事を定義したかったことと、援助と位置づけることで、私たちの仕事の範囲が大きく広がるだろうと考えたからです。それによってものごとの焦点が不明瞭になる、対応する私たちの姿勢がおざなりになる可能性が生まれるとしたら、それは本意ではありません。本書を読むことで、面接援助の形態と家族の問題の捉え方を拡大してみようという臨床家が増えたら、そしてそのことに本書が少しでも役立つとすれば、私にとって何より幸いです。

目次

終　章……167

1　事例から見る家族

1・1　家族を援助する

価値観の多様化・個性化が進む現代、家族を援助する仕事がますますカウンセラーに求められていると記しました。顔を会わせるとすぐに反発し、相手をけなす場合も、その同じ家族が、実際は強く互いを求めあっていたりします。相手に求めるものが大きすぎるために、身近な相手が、思いを叶えてくれない憎らしい対象になってしまうこと、あるいは、求められるものが大きすぎるため、求めてくる人が自分を飲み込み窒息させる恐い存在になってしまうことがままあるようなのです。カウンセラーの仕事は、憎しみや恐さの下にある「相手を大切に思う気持ち」にエネルギーを注ぐことだと言うことができるでしょう。

第1章では、いくつか具体的な事例を挙げながら、そんな家族の姿をもう少し詳しくとらえることにします。ここにご紹介する例は、いずれも、特にはじめから家族面接を念頭においてお会いしたものではありません。一人の人に対する心理教育的援助活動をあれこれ模索する中で、セラピストである私に、次第にその方の家族が意識されるようになったか、家族がセラピストに近づいてくるという展開を示したものです。家族援助の実践として振り返れば、迷いの多さと介入の稚拙さが目立ちます。けれども、期せずして家族全体を援助することの大切さを教わった契機として、私が大きな影響を受けた事例であり、家族との関わりについて改めて考えてみようという読者の皆さんの経験とも重なりやすいものでしょう。

カウンセラーとして、もちろん体験をそのままの形で提示することは出来ません。なるべく実質的な意味を損なわないように心がけながら、守秘義務に配慮して内容に修正や変更を加えていることをあらかじめお断りしておきます。

1・2　A子の事例：母と娘の関係をつなぐ

1・2・1　A子との面接が始まるまで

最初の例を「A子の事例」と名付けましょう。

A子は、私がスクールカウンセラーという立場で心理臨床の仕事をしていた時に出会った中学二年生の女の子です。スクール・カウンセラーは、一九九五年に文部省がその活用調査研究委託事業を始めて以来、にわかに一般に知られるようになった職業ですが、私がA子さんにお会いしたのはその何年も前のことです。スクール・カウンセラーの知名度はまだまだ低く、何をすることが求められ、どんな役割の者として自己紹介すればよいのか、あまり多くのモデルが得られない頃でした。そして（これは後から気づいたのですが）モデルがないということは、それだけ自由に何でも試すことが出来た時代であり、生徒も保護者も無邪気な好奇心に導かれて「ここって何をするところ？　あなたはだあれ？」という軽いのりでカウンセリング・ルームを覗いてゆきました。教師達も、権威もなく実績も乏しい若手カウンセラーに寛容で「何人かの生徒がすぐに様子を見にやってくるでしょうから、彼等とまあ適度に楽しい時間を過ごしてください」という好意的な言葉でカウンセリング・ルームの自由を保証してくれていました。

A子はそんな環境の中で出会った生徒の一人でした。担任を通して、ある時、次のような依頼が舞い込んできました。「一年生の時は何の問題もなかったのに、中二になってぱたっと学校に出て来なくなった。親としても担任としても、何も出来ないまま時間だけが過ぎてしまった。登校を促したり担任が家庭訪問すると、トイレに閉じ籠もって長時間出てこようとしない。出てきた後もしばらく緊張したまま固まっている様子だというので、登校刺激を与えるのがよいとも思えない。カウンセリング・ルームについて話したら、自分からカウンセラーの先生に会ったことがあると話してくれた。本人からカウンセラーに会いに来ることはできないようだが、よかったら一度、カウンセラーが家を訪ねてみてくれないか。母親もそれを望んでいるようすなので。」

こう依頼され、すぐに家を訪ねてみようという気になったのには、いくつかわけがありました。一つは、学校という教育現場のまっただ中に入ったからには、既存の治療構造にとらわれず、出来そうなことをあれこれ試してみたいと私自身が強く希望していたこと、そしてもう一つは、不登校になるしばらく前に、A子が数人のクラスメートと一緒にカウンセリング・ルームにやってきて、「何でも書いていいノート」と名付けた雑記帳に少女のイラストを描き残していったことがあったからです。少し寂しそうな繊細なタッチの横顔のイラストなのですが、よく見るともう一人、その少女の髪に紛れるように険しい形相の女性の顔が小さく書き添えてありました。親しげな友だち口調でカウンセラーに近付いてくる生徒達が多い中、A子は下を向いてイラスト描きに専念していたので、「絵を描くのが好きなのね」と、こちらから声をかけました。すると、からだをびくっとさせてイラストを描く手を途中で止めてしまったので、不用意に話しかけたことを大変後悔していました。ですから、A子が自分からカウンセラーに会ったと言ったことは、私には手放しでうれしいことだったのです。

担任から話を聞いた翌週に家庭訪問の予定を組みました。A子の不登校を知り家を訪ねてみたいと思ったいきさつと、訪問したい日時を記し、ただしA子にとってはかなり強引な提案だろうから嫌なら無理してつきあう必要はないこと、その時は断りの一言をお母さんを通して伝えてくれるとありがたい旨、ただ、私としてはいつかのイラストの話も聞きたいし、A子さんと会ってお話しできればうれしいのだが、と、前もって手紙にして投函しておきました。A子は母親から手渡されたその場で手紙を開封したそうですが、手紙は、そのまま机上に放置されました。そうして当日まで、カウンセラーの訪問が嫌だという積極的な意思表示はなく、いよいよ私がA子の家に出かける日となりました。

治療的家庭教師を体験した方なら、似たような緊張感を想像していただけるでしょう。家庭訪問は、カウンセラー・クライエント双方にとって強烈な「侵入」体験です。電車やバスに乗って見知らぬ土地に降り立ち、地図を片手にクライエントが寝起きする生活空間に近づく。町の雰囲気が感じられ、家の造りから家族の暮らしぶりがそれとなく伝わってきます。相当量の刺激と情報が飛び込んできて圧倒されるようです。ましてや相手が訪問を嫌がっているかもしれないという不安もあります。バス停から閑静な住宅街を一〇分ほど歩き、いかめしい門の前に立ってインターホンを二度ほど押すと、A子の蚊の鳴くような小さな声が返ってきました。こちらが名乗るとオートロックがガチャリと解除され、果たしてA子は私を家の中に迎え入れてくれました。

A子の家は二階建ての豪奢な造りの一軒家でした。「急な仕事が入ってしまい出かけます。先生にはわざわざ来ていただいて申し訳ありません」というメモを残してA子の母親は出かけていて、家にはA子一人だけがいました。二人してメモの指示に従い、茶菓のセットが用意された日本間に行きました。整理整頓が行き届いた、でも二人で過ごすには広すぎる空間で、かしこまった窮屈な感じになります。座卓の向こう側に座ったA子も緊張して落ち着かない様子でしたが、私が持参した「何でも書いていいノート」を見せると恥ずかしそうに微笑み、他の生徒が残した絵や文章を読んだり、彼女の描いたイラストのページを開いて、その少女が主人公だというアニメの話など、こちらの質問にぽつりぽつりと答えてくれました。くつろいだ時間とは言えませんでしたが、約一時間が流れ、学校に行こうと思うのだけれど身体が言うことをきかないのだということを話し合いました。こんな風に週に一度会って話しをするのはどうかと、思い切って尋ねてみました。はっきりした返事はありません。「"嫌"、"嫌でない"、"そうしたい"のうちどれが一番近いだろう」と問うと"嫌でない"で頷くので、「では、数回は私が会いに来てみる。学校のことやそれ以外のことも含めて、二人でいろいろ話したり考えたりしてみよう」と提案しました。私が何度かA子の家を訪ね、二人で時を過ごすことが決まりました。

1・2・2　A子の母親が面接に加わる

こうして、週に一度の定期的な家庭訪問が始まりました。最初の二回は静かな日本間に向かい合って座って過ごしました。その後はそこを素通りし、A子が私を自分の部屋につれてゆきました。ひっそりと誰もいない家、掃除の行き届いた整った家の中で、その空間は住人のにおいがする混沌とした場でした。壁一面に幻想的なアニメのポスターが貼られ、床にはアニメ雑誌と小説、着替えなどが散乱していました。その中で彼女は、部屋の灯りをつけようとしません。夕刻になると拡がるうす薄暗がりの中で一緒に漫画を読んだり消え入るような音量でハードロックを聞くという時間が始まりました。部屋の外に音が漏れ出すのが嫌なのか、誰かがいるわけでもないのに毎回慎重に音量調整をして音を絞り込み、耳をスピーカーに押しつけるようにして聴き取るかすかなハードロックの調べ。私には何とも切ない悲しいものに聞こえます。

そんな時間が四、五回続き、最初の家庭訪問からは約二か月が過ぎた頃です。A子との間に少しは関係が出来てきたようにも思えるし、相変わらずロックの音量が小さいのと時折見せるぼうっとした暗い表情が気になっています。本当はベッドに潜り込んでいたい状態のところに、時期尚早にカウンセラーが押しかけたのだろうという済まなさが私の心に拡がってた頃、A子の母親が、仕事が早目に一段落したからと言って家に戻ってきました。「是非一度お母さんにもお会いしたいです。あらかじめ予定を組んでカウンセリング・ルームを訪ねていただくか、家庭訪問時に一度お目にかかれませんか」と電話で、さらに担任を通して何度か伝えていたことに応えてくれたのでしょう。A子にも告げていない突然の帰宅だったようで、玄関が開いたような音がし、何だろう、誰かが入ってきたようだと二人で聞き耳をたてていると部屋のドアがノックされ、A子の母親が「私もお邪魔していいかしら」と言って入ってきました。

その途端、A子の顔がぱっと明るくなりました。A子の視線は、文字通り母親に釘付けになったのです。A子の母親は、確かになかなか端正な魅力的な顔立ちの人ではありましたが、思春期の子どもがこれほどうっとりとした目で親を見つめることが衝撃でした。私はインプリンティングなんていう言葉を思い浮かべてその場に座っていました。そのくらいA子の母親に対する眼差しが迷いのないもの、何か強い力で定められ、しばらくは代わらないものに私には感じられました。A子は母親のいちいちの仕草を目で追います。お茶を入れようと母親が上体を倒して手を伸ばすとA子のからだも引きずられて動いてしまう、足をもぞもぞ動かすと席を立つのかと気になるのか、さっと身構えるといった具合でした。「お菓子でも持ってきましょう」と気遣う母親に、セラピストは「どうぞお構いなく、一緒に座っていてください」とお願いし、A子の生活ぶりや好きなものの話などを二、三伺いました。思いつくところを話した後、出て行こうとする母親をはっきりした言葉で引き留めたのはA子です。セラピストに対するのと同じように、鉛筆と紙を無言で差し出して何か描いてと頼んでいました。母親の様子とA子の姿の両方が気になり、セラピストには刺激がたくさん飛び交う忙しいひとときでしたが、A子は顔を赤らめてうれしそうにしていました。それまでの無為な表情との違いを目の当たりにして、私は、A子にとっての母親の存在の大きさに圧倒されました。感情表現の乏しいA子の背後に、なんと強烈な感情が動いていたのかという認識を新たにしました。

1・2・3　A子の母親との面接

それから十日くらい経って、ようやく母親がカウンセリング・ルームを訪ねてくれました。その時聞いた母の話によると、代々の商売の大型化・多角経営化に乗り出したA子の父親は、妻に何よりもまず、職業上の良きパートナーであることを求めているそうです。夫婦で頑張ろうという矢先にA子を妊娠し、迷った末、出産を決意しましたが、A子が生まれて一か月後には、二人して、朝早く家を出て夜遅くまで働く仕事中心の生活に戻りました。A子は半分眠ったまま車で母方の祖父母宅に預けられ、また半分眠りに落ちた状態で家路に着くような日々だったそうです。母代わりの祖母が一歳半ばで突然に亡くなり、母子の受難が始まります。保育ママさんにうまく懐かず、保育園に入所しますが、ここでもならし保育がなかなかうまくゆきません。ほぼ丸一日中、泣きの涙で過ごすことが一か月ほど続き、そこで何が起こったのか、ぴたりと涙が止まって以来、ほとんど迷惑をかけない物静かな目立たない子どもになったそうです。ただ、人見知りだけは強く残り、毎日通って来る家政婦にもあまり懐かず、七歳違いの弟と比較すると、愛想の悪い損な役回りばかり担ってきているのだそうです。

「一緒に時間を過ごしたのはどうでしたか」とこちらから母親に尋ねてみました。「A子さんはとても楽しそうでしたね、お母さんがこんなにも大切なんだなと驚きました」と伝えました。〈ええ、そうなんです。どうしてか、いつまでも母親を卒業しない。でも、私にはそれがダメで、懐かれれば懐かれるほどA子が憎らしく思えてしまって。もう私より姿形はずっと大きい子がなんですよ〉と母親は答えます。あの日はカウンセラーと一緒だったからよかったが、いつもはどんどん近くに迫ってこられる感じになる。〈そうされると、私の中のいじわるな気持ちが出てきて、A子のことをかえって無視したくなる。いけないってわかっているのに無視して、そうするとA子が悲しそうな顔になるか、荒れるかする……。〉、〈気持ち悪い、なに、この子って思ってしまう……〉と、母親の語るストーリーは当時の私にはショックなものでした。後で語られたことによると、父母ともにほとんど親にも誰にも頼らず一人でやってきた人々のようです。母親を求める娘の姿に冷淡な態度を取ってしまうのは、ある意味では必然性のあることだったわけですが。

「それでは、私がゆく時にあんなふうにまたお母さんが戻ってくることが出来ますか？もしそうできるなら、その時、また三人でA子さんの過ごしたいように過ごすっていうのはどうですか？」と、こんな提案をしてみました。多くのカウンセリングでは、クライエントである子どもが様々な感情をカウンセラーとの関係の中に持ち込んできます。現実の人間関係の中でこの感情を処理するのはどうにも大変そうだ、厄介だったり、ぶが悪そうだったり誰かを必要以上に傷つけそうだったりするから、どこか別の関係で仕事をしようと無意識のうちに判断して、クライエントはカウンセラーとの非日常的な代行的関係に入っていってくれるものです。A子と母親と三人で過ごした時間に私が感じていたのは、A子の目が私を越えて母親に注がれている、これだけ強い気持ちを見てしまって、母親を一時的にあきらめて私との関係をつくってゆこうと誘うことはできないだろう、それはどうも無理なのではないかということでした。今のA子には母親はあまりに魅力的で、私がA子に役立てるとしたら、二人の関係の背景になることではないか、という感じが直感的にわいてきたのです。〈女の子が母親にまとわりついたって、いいことは少しもない〉と母親は語りました。自分と自分の母親との関係を重ねて洩らした言葉でもあったのでしょうか。最初はセラピストの申し出にこう答えた母親も、しばらく話してゆくうちに〈ええ、早く戻ってくるように努力してみます〉という約束をしてくれました。

1・2・4　二人で時間を過ごす

こうしてA子の部屋に二人でいると母親が仕事から急いで戻ってくる、そして三人で手作業をしたり話したりする時間を持つようになりました。週に一度の私の訪問は、A子にとって他の家族に邪魔されず母を独り占めできる幸せな一日に変化しました。A子はさらにうっとりと甘えた顔で母親を見つめ、小さなことにうれしそうな声を出して笑いました。始め戸惑いがちだった母親も、こんなことでいいのだろうかという迷いを抱えた私も、次第にリラックスするようになってゆきました。そんなことが十週近く続きました。最初、母親は、カウンセラーが帰宅するのと同時に、A子を家に残してもう一度仕事に戻っていましたが、そのまま自宅に残ることもあるようになっていきました。そして配布物を取りに担任に会いに学校に来たときは、たいてい短時間を相談室に立ち寄ることにあて、A子のこと、母親である自分のことを少し語ってゆきました。クラスメートに手紙をもらう、それを母子二人で読むなど、学級からの働きかけも功を奏したのか、中学三年の終わりが気になり出した頃、A子はとうとう相談室と保健室を拠点に登校を再開することが出来るようになりました。すぐに中学卒業後の進路決定という課題がA子に降りかかります。いくつか絞り込んだ選択肢の中からA子は、寮制のある高校に進学する道を選びました。「お母さんから離れて本当に大丈夫なのか、やってゆけそうなのか」と尋ねる私に、A子は首をしっかり縦に振ります。「私はものぐさだから、通学にかかる時間はなるべく短い方がいい。寮なら起きて五分で学校に行けるし、五分で戻ってこられる。一緒の時間をたくさんもらったから、今度は（お母さんと）離れるのがいいみたい。たまには家に帰ってくるし、これ以上一緒にいると嫌だという気持ちもすごくたくさん出てきそう」とも言いました。彼女なりに分析し、最も自分によいと思われる進路選択をして私のもとを離れてゆきました。

母娘関係が一八〇度変わることなどありませんでしたが、母親は少しの関心をA子に差し出しました。そして母親の関心をもらったA子が、それをバネに大きくジャンプしたのでしょう。決して多くはないけれど、家から出てゆくことが出来るくらい、友人達の関わりに入ってゆこうと思えるくらいのエネルギーをもらった、そんなことが生じたのだと思います。セラピストとして私が担った役割りは、安全な場づくりに貢献し、そこにいることによって二人の関係のクッションになることだったようです。親密な関わりである故に強烈な感情が蠢いてしまう、それを母娘双方が向き合える程度の量と質のものに変えることが他者の介在によって可能になったのではないでしょうか。

その後、A子と母親から近況を知らせる手紙が一通ずつ届いています。A子からはあっさりとした絵葉書、母親の手紙には、学園祭を見に家族三人でA子の高校を訪ねたこと、手芸サークルの友人達の輪の外側に、それなりに入れてもらえているようだったこと、そして、以前三人で過ごしたときに制作した小物が数点、殺風景な寮の部屋に飾ってあったことが感謝の意と共に記してありました。

1・3　B男の事例：父親との同席面接が功を奏した事例

1・3・1　父親との同席面接を提案する

B男は強迫症状に悩む十七歳の青年です。不登校になって二年が経つこの当時は、父親と二人暮らしをしていました。自嘲的な思いが強く、世間一般や周囲の人々、そして何より父親に対して腹を立てて苛立っていました。

ですから、B男に「(留年するか退学するかは)大きな決断だからお父さんの力も借りよう。お父さんを呼んで三人で話し合ってみよう」と提案したのは、セラピストにとって相当に大きな冒険でした。B男にとってセラピストは、嫌なことだらけの世の中について あれこれ話す唯一の相手になりつつあるようでした。よい意味でも悪い意味でも重要な人物になってきていることは、セラピーに通うB男の様子、面接室での表情や素振りなどから感じ取っていました。母親を亡くして以来、ほとんど誰にも会わず孤独に暮らしているところに、セラピストとの定期的な面接が導入されたわけですから、B男の様々な感情が持ち込まれるのは当然といえば当然の流れだったわけです。私が自問したのは、父親に呼びかけようという提案の背後に、B男との濃厚な関係を回避したいといった類の消極的な動機が隠れていないだろうか、そして、B男は私の提案を関係の回避や拒否と受け取らないだろうか、ということでした。なるべく早く退学か留年かを決定するように学校から迫られていましたが、もしここでB男が、投げやりな態度で学校の勧めるままに高校中退を決めてしまったら、「皆から見離された、天涯孤独に生きるしかない」という彼の思いがさらに裏付けられることになりそうで、その前に一あがき、二あがきする必要が彼にも私にもあると感じていました。もう少しゆっくり結論を出してはどうか、そのためにもう一年留年して時間を稼いではどうかという意見を伝え、〈いまさら父親に学費を出せとは言えない、この状況で、高校を続ける可能性はない〉と返答するB男に対し、「それならお父さんも呼んでこの問題について話し合ってみよう」という提案をしたのです。

「(父親とは) ただ同じ家で暮らしているだけ」、「家族なんてもんじゃない」と、B男の父親評はシニカルです。「三年前には、いてほしくもない奴が家の中にごろごろしていて、それが嫌だと文句言ってたのに」と、ある時B男は半ば自嘲気味に言っていました。「何もしゃべらない、役にも立たない男が二人だけ残った。みんないなくなったら、今度は家の中ががらんがらんで困るってわめいてるんだから (俺も) 始末に悪い。」B男の語る父親像も自己像も、一人では心許ない、人に頼りたいのに頼れない切なさが感じられるものでした。でもそんな感想を口に出して伝えようものなら、途端にがぶりと噛みつきそうな牙をむき出していました。

B男の言うように、三年前まではB男一家には父方の祖父母と母方祖父、母親などの家族メンバーが生きていました。その何年か前に姉が家を出ていったことを考え合わせると、この三年で七人家族のうちの五人がいなくなってしまったわけです。まず姉が父親とぶつかって家を飛び出しました。次いで母方祖父が亡くなり、半年後に父方祖父母が相次いで亡くなりました。この時点で母親は、数年来担ってきた親の介護の仕事から解放されましたが、それを待っていたかのように当時中三のB男が強迫症状を訴えて学校に行かなくなりました。母親に暴力を振るうひとときもあったようですが、ほどなく母親の胃ガンが発見され、すぐに入院となりました。なんと三か月後、B男の母は結局一度も病院を出ることなくそのまま亡くなってしまったのです。余命が短いことはその間父親だけが知り、B男は亡くなる少し前にはじめて母の病状を知らされたそうです。家を出た姉に至っては、亡くなった後になって始めて入院の事実を知ったとのことです。筋金入りの"語らない家族"でした。

母親の死後、一時的にB男は中学への登校を再開しました。ほとんど実感のないまま、高校受験にチャレンジしましたが、結果は満足のゆくものでなく、高一の夏休み明けにまた不登校状態になりました。留年が決まり何度か学校に促されて、ようやく訪ねたのが私のいるクリニックでした。「年寄り達が死ぬとき、自分達の一生分のつきを持っていってしまった」、「授業料払うだけもったいない。自分は貧乏神みたいなもの」と、置かれた状況を嘆き、さらに我が身を責めていました。どれほど強がっても不安が強くて外出のままならないB男と、黙々と働き毎晩酔って遅くに戻ってくるという父親は、母親（妻）を失い、二人の間の関わりもなくしてしまっていました。一つ屋根の下にいながら、別々に起き出してすれ違うように食事をしていました（どちらも、食事の内容はたいていコンビニで買ってきたパンやお弁当でした）。「働きもしない、学校にも行かない。役立たずのどうしようもない奴」という酔って帰ってきた父親の苦言がB男の耳に届くと、

B男ははらわたが煮えくり返るほど悔しくて情けない思いをするのだそうです。出ていってその場で父親を殴り飛ばしたいという衝動を抑え、激した気持ちを静めるため壁にたたきつけるんだという拳は、いつでも傷ついて皮がむけあがっています。「父親の暴言が少しでも減ってくれればありがたいのだが、それがだめなら、セラピストが学校関係者に会うための橋渡し役だけでも父親に勧めてもらえないだろうか。もちろんB男が嫌がれば、決して無理はできないが」、と感じつつ思い切って合同面接の提案をしました。

1・3・2　合同面接の提案に対するB男のこたえ

〈まともに俺の顔も見ないし、父親が力を貸してくれるわけはない。(俺なんか)いなくなればせいせいするくらいしか思っていない〉。セラピストの提案に対する最初のB男の答えは否定的なものばかりです。断定的な物言いだけではなかったことに希望を感じて、翌週、もう一度同じ提案をしました。〈だめだと思う〉とB男。「だめでもともと。試すだけ試してみよう」と、こちらも粘ります。「高校の授業料を払わせている後ろめたさがあるのだろうが、それさえなければ、退学という見切り発車はしないのではないか」と問うと、完全否定はされません。「それではその旨を伝えてみようよ」とカウンセラー。渋々という様子で最後はB男もセラピストの案に同意します。それでも自分から父親に切り出すことは出来ない様子。結局、来談を誘う手紙を二人で作成し、B男にはそれを父親に手渡す仕事を託しました。手渡すことが出来なければ、セラピストが自分の思いの方向にB男を引っ張りすぎたということだろう。セラピストの姿勢を反省する必要があると感じていました。

渋い顔で手紙を読んだ父親は、次のように答えたと言います。「お前が世話になっている先生から言われて、出て行かないわけにいかないだろう」。こんな手紙、父親は意にも介さないに違いないというB男の予測は幸い見事にはずれましたが、〈他人にいい顔しているだけのこと、内心は来たくないに違いない〉と、B男はあくまで懐疑的な物言いをしていました。父と息子を一緒にして果たして何が出来るだろう。父親に配慮するセラピストの姿を見たらB男はますます孤独を感じるのではないか。セラピストにどんな感情が向かうだろう。こんな迷いが心をよぎって、セラピストは大いに気弱になりました。ところが合同面接の直前の面接で、セラピストが発した問いに対して、B男からはセラピストが思いもかけない、こんな答えが返ってきたのです。

セラピスト「お父さんがこの場に来たら、お父さんの話も丁寧に聞きたいと思う。今まで一対一で話してきたB男があれっと感じるような時があるかも知れないが、そんな時は遠慮せずにそう伝えてほしい、それでいいかな。」

B男〈親父の話を聞くのでいい。馬鹿な息子のために来たくもない場所（クリニック）に来るのだから、せめて話を聞いてあげて。母さんが死んで、誰にも弱音を吐けないのだから。こっちはいいから。〉

それまではセラピストに対して、父親に向かう山ほどの憤りと不満を言葉にしてきたクライエントだったわけです。そんな彼の心の中にある父親に向けた思いの全貌をはじめて見せられた気がしました。他者の視点に立つなど、今の彼には難しいだろうと一人勝手に思い決めていた自分がひどく愚かしいと感じられました。B男が父親の悲しみに共感する姿を衒いなく見せてくれたことで、セラピストは自分の傲慢さを知り、合同面接の中でも、その時々の自分の気持ちに従って自由に動くことをB男に保証してもらいました。

セラピストは「B男流の感謝の示し方なんだろうね。お父さんに届けたいね。」という言葉で自分の気持ちを表現しました。B男はただ黙っていましたが、セラピストは何とかB男を讃えたかったのです。次回B男は、初めてクリニックに来所する父親のために、簡単な地図を書き残してきたそうです。

父親の来所はこの後、三回にわたりました。セラピストは比較的落ち着いて父親と息子の両方に関わることが出来たようです。セラピストが自由に動くことをB男が認めてくれているという実感は、セラピストの想像以上に力強いものでした。話し合いの中で、B男は高校中退を思いとどまり、父親にはさらに学校にも足を運んでもらいました。家族図を書きながら母親の死について振り返る時間を三人で持ちましたが、父親との関わりが生まれるのと並行して、B男の拳が自室の壁にぶつけられることが次第に少なくなっていったようです。

1・4　C夫妻の事例：夫の助力を受け入れる心のゆとりを生むための関わりとは

1・4・1　妻との個人面接を行う

これは、今ならもっと早く迷わずに夫婦面接を勧めただろうと思う事例です。この頃は夫婦二人に同時に会うことのメリットを積極的に打ち出すことができなかったために、かなり長いこと、孤独な戦いを夫婦に強いることになってしまいました。個人面接が適切に進行しなかったことに問題があるのではないかという見方も可能でしょう。その可能性を考慮しながらも、私には、夫婦という単位のどちらか片方だけに関わりを限定した初期の構造に問題があったのではないかと思えてならない事例です。

誤解のないように言い添えておくと、夫婦関係を問題にするカップルの場合、どちらか一方とだけお会いする方法ももちろん十分に有効です。ただ、この例の場合、セラピストは毎回二人に挨拶する機会に恵まれながら、カップルの一方を待たせて他方とだけインテンシブに関わる秘密の時間を持ってしまったため、三人の間に何か複雑な三者関係が生まれてしまったと考えるのが妥当でしょう。

クライエントとしてやって来たのは、妻の方です。一人息子はそろそろ友達遊びに忙しくなり、ふと気がつくと妻が家の中で手持ちぶさたになっているという、ライフサイクルの移行期にいたカップルでした。今から考えれば、家族関係が変化するために、改めて夫婦の関係に向き合うことが求められる時期にいた二人だったわけです。

問題というのはこうです。ある日、届け物をしに久しぶりに妻が夫の仕事場を訪ねました。すると偶然にも、夫の浮気現場に遭遇してしまったのです。驚いて声も出せない妻に向かって、夫は謝るどころかこれまで聞いたこともないような暴言を浴びせかけました。そして相手の女性は（妻も知っている従業員だったのですが）これ見よがしにいやらしい姿で夫にしなだれかかっています。狼狽し、ついで吐き気を催した妻はその場を飛び出しますが、夫は妻の後を追いかけることもせず、結局そのまま二晩、家に戻ってきませんでした。三日目に頭を下げて戻ってきた夫の顔を見ると、妻は怒りで身体が震えるほどになってどうにも自分を抑えられずに夫に殴りかかり、掴みかかり、投げつけたものが壁にぶつかって散乱し、双方とも激しく互いをののしりあう嵐のような数日が過ぎたそうです。そんな状態が一段落すると、今度は得体の知れない不安が妻を襲って、彼女は一人では電車に乗れず買い物に出られず、誰かの付き添いなしに一人では家の外に出られないという状態になってしまいました。外出恐怖が続いてしばらくした時点で、二人はどうしたものかと医療に援助を求めてきたのです。妻の不安で不満そうな状態を見た主治医が「話したいことをいろいろ聞いてもらってはどうか」とカウンセリングを勧めました。投薬に加えて、心理面接が導入されることになりました。

二人は職場の先輩後輩でした。教えたことはなんでも素直に受け止める妻の姿を夫が見初め、つきあいを始めてほどなく結婚を申し込んだそうです。妻は結婚を機に退職しています。早く子育てに専念したいという二人の願いにも関わらず、妊娠がままならず、結婚後四年して妻主導型で不妊治療を開始します。その甲斐あってようやく妊娠するのですが最初の子は間もなく流産してしまいました。妻の両親も巻き込んで大騒ぎした結果、ようやく生まれた息子は彼ら全員の宝物となり、一家は妻の実家近くに移り住みました。相前後して、夫は退職して自分で小さなオフィスを開いていますが、これも妻の実家の経済的援助があってこそできたことなのだそうです。新しい仕事が何とか軌道に乗って事務員を二人採用出来るようになったところで、そのうちの一人と深い仲になってしまったという次第です。二人の浮気場面に遭遇した時、夫から浴びせかけられた罵倒の言葉が妻には忘れられません。精神的にも経済的に世話になった妻の両親を徹底的にけなした点、そして、謝るどころか開き直ったような態度を自分に対して取ったという二つの点で、妻は夫を許すことが出来ないと言っていました。誰の目にも夫が加害者で、妻がその犠牲者と映りがちな二人の関係でした。

毎回、一人で外出できない妻を送り迎えするということで、夫もクリニックの中まで足を運んでいました。そして夫を待合室に残して、妻はまず主治医の診察を受け、ついでカウンセリング・ルームに入室します。何について語っても最後には夫に裏切られた悲しさと悔しさに行き着き、抑えきれない妻の気持ちが切々と訴えられることになります。そして面接時間が終了して部屋のドアを開けると、当の夫の姿が目に飛び込んでくるのです。家で感情をぶつけあうよりはよかろうと思って設定した妻のためのカタルシスの場でしたが、一度など、妻がトイレに行っている隙に夫は「自分はもうすっかり凶悪犯人です」と寂しそうに語っていました。妻の症状は一進一退でなかなかよくなりません。仕事と外出の付き添いの両方をこなす夫も次第にやつれてゆくようでした。私にもどうにもつらい状況でした。セラピストが苦しさに堪えられなくなったところで、妻に対して、夫も交えて話しませんかと提案しました。妻は首を横に振ります。まだ少しも夫を許していないというわけです。〈自分だって苦しい。苦しいから早く忘れたい。忘れたいのだけれど、忘れられないんだ。夫に当てつけるために病気になっている訳ではない〉とおっしゃいます。セラピストの気持ちが夫に向かったことで、クライエントはセラピストにも大いに傷つけられたと語りました。

1・4・2　息子の問題に対応するために夫の力を借りる

そうこうするうちに息子の反抗が目につき出すようになりました。食事の支度が出来ていないこと、夫婦の諍いのとばっちりを受け、些細なことでうるさく叱られるなどが重なり、息子にとってもうれしくない厄介な家族状況だったのでしょう。これまで自他共に認める優等生だった息子が親の言葉に返事を返さないようになり、ついで、学校で何人かの友達と一緒に集団からはずれがちな男子生徒を怪我させるという事件が起こりました。何人かに揶揄され興奮して殴りかかってきたその子を押しのけて相手の目の上を怪我させてしまったらしいのですが、怪我の場所が少しそれていたら大事に至りかねなかったという理由で、学級内のいじめを心配する大人達から大きな事件として取り上げられてしまいました。夫の浮気事件以来、あまり頻繁に出入りしなくなっていた実家の両親の耳にも入りました、何人かのクラスメートの母親仲間から心配半分、好奇心半分の電話をもらいました。それからの対応に追われてすっかり妻の不安が高じてしまいました。一人で対応する自信が持てなくなった妻は、先生との話し合い、友人宅にお詫びにゆくこと、息子との話しあい、妻の実家に出向いて心配いらないと説明することなど、さまざまな対応に夫の協力を求めました。〈息子の学校のことで話し合う必要がある。二人だけでうまく話せないのでここで話したい〉という制限つきで夫婦がようやく一緒に面接室に入り、私は夫と妻の両方にそれぞれが見ている前で話す機会を得ました。夫が中心になって学校に出向き、先生やけがをした子の親、実家の両親と話をすることが決まりました。そして妻は自分から何か言う必要はないから、とにかく夫の横について夫の話を見守るのを仕事とし、二人になった後で、夫の感想と妻の感想をつきあわせてみてはどうかという段取りを打ち合わせました。

あれこれ現実的対応をする中で夫婦が口をきくようになってゆきました。夫を頼り、夫にすべて預けるのが、妻にはとても楽なことと感じられたそうです。妻の通院はその後もしばらく続きましたが、息子の学校での事件をきっかけに、妻は夫を責める状態から抜け出すことが出来ました。当時の私に一連の出来事を積極的に結びつけて捉える目はなく、起こってゆく出来事にご夫婦と一緒に身を委ねているだけでしたが、こうして振り返ってみると、なかなかうまくいくつかの偶然に助けられてきたと気づきます。決して早すぎず、かといって手遅れになるほど遅すぎない時期に息子の問題が生じてくれたことをはじめとし、セラピストが不安にならない程度の問題にとどめてくれた息子、息子を無碍に叱りつけなかった夫婦、夫の力を借りてそれに対処する気持ちになれた妻、子どものことについて、実家の両親を巻き込まず、夫婦二人で対応する流れがそれまでに作り出せていたこと、そもそも我慢強く妻の症状につきあった夫などなど。どれか一つでも揃わなければ、お互いを傷つけあうことがもっと長く続いたかも知れません。あるいは家族のダイナミズムをもっと積極的・肯定的に読みとる視点がセラピストにあれば、家族が整える条件は若干少なくても、望ましい方向への変化の糸口が多少なりとも見つかりやすくなると期待できるかもしれません。こんな期待を原動力にして、家族の織りなす関係性についてさらに探求を続けてゆきましょう。

2　家族援助の視点から心理臨床の歴史を振り返る

心理教育的援助活動の展開を、クライエントその人にとどまらず、身近な他者や家族にまで拡げて考えることの有用性が私に見えてきました。そして、そのような目で心理療法の歴史を後追うと、すでに何人もの先人達が、同種の関心と臨床上の必要性から、さまざまな工夫を重ねて家族援助を実践してきたことがわかります。第2章では、家族援助に的を絞って、先人達の残した知恵に目を向けましょう。

2・1　家族援助の歴史

家族療法を論じるのに、一般には一九五〇年代後半のシステム論的家族療法の台頭から始めることが多いようです。けれども、平木（1996,98）や岡堂（1992）が述べるように、それよりずっと以前から、医師や教師・宗教家らの手によって実質的な意味での家族援助は行われていましたし、フロイトが心理療法を創始したまさに「その始まりから、家族は（心理療法家の）関心の中心」（平木、1996）であったわけです。ですから、家族援助を手がける際の工夫や注意点について学問的蓄積から広く学ぶには、何人もの先人達がそれぞれの臨床活動のどこにどのようなウェイトで家族援助を位置づけてきたか考えてみることが、大変有益な試みと思われます。けれども一説には、三〇〇を越えると言われる心理療法の各流派に目を向けることは不可能ですので、この章に取り上げるのはほんの数名、それも家族援助という視点で私が関心を持ち、特別な示唆を得たと考えるものに限っています。その意味で大いに偏りのあるサーベイであることをあらかじめお断りしておきましょう。

2・2　フロイトによる心理療法の創始と家族

2・2・1　「心的現実」としての家族

最初に、すべての心理療法の生みの親であるフロイトの実践について取り上げましょう。精神分析として一般にも広く知られるフロイトのアプローチの基本方針は、「心理的問題や症状は、性的な葛藤を無意識の世界に抑圧することによって生じる。したがってその治療は、抑圧された葛藤をもう一度意識のうちに取り戻すこと」とまとめることができるでしょう。抑圧された葛藤を解明することにフロイトは力を尽くし、その結果、無意識に近づく方法が彼によっていくつか考案されました。そして、無意識の世界を探索するプロセスで生起した出来事一つ一つを丹念に記録し、類似の事態や現象を指摘・命名することで、フロイトは精神分析をますます高度な理論的体系へと構築してゆきました。

　初期には、ヒステリー症状を示す女性の治療が数多く手がけられています。詳細な症例研究が残されていますので、それらを読むことで、フロイトの症例そのものに舞い戻って考える可能性がいつでも私たちに開かれています。

　例えばカタリーナは、不安発作と原因不明の嘔吐に苦しむ若い女性の症例ですが、フロイトに話をするうち、二年前に父親と従姉の浮気現場を目撃したこと、その瞬間、子ども時代のある晩の出来事が想起され、それが目の前で展開しているのと同種の事態、つまり父親による性的誘惑だったと瞬時に理解したことを認めます。その時に感じた嫌悪感を言葉にしてフロイトに表現することで、彼女の症状は著しく軽減しました。

　また、両足の疼痛と歩行困難を訴えるエリザベートという女性は、父親の闘病と死、母親の目の手術、姉の死という不幸な出来事を、ここ数年の間に相次いで経験していました。父が病床に就くとエリザベートは率先して熱心な看護者になりました。軽い足の痛みを初めて体験したのはこの時期のことでした。その二年ほど後、姉夫婦らと一緒に避暑地に滞在している期間に、足の痛みのため歩行が困難になるという症状が再発します。この間にも姉の病状が徐々に進行し、ついに旅先で姉危篤の知らせを受け取ります。母と共に急いで姉のもとに駆けつける道すがら、エリザベートは耐え難いほどの足の痛みに苦しむことになっていったのですが、彼女の治療のプロセスでも無意識のうちに抑圧した性的な葛藤が明らかにされます。最初の軽い痛みは、父の看病の合間のわずかな時間を縫って好意を寄せる男性とただ一度外出した折りに起きたものであること、戻ってくると父親の病状が悪化していたのでエリザベートが強く自分を責めたのだろうと理解されました。そしてその時以来、エリザベートは異性への思いをかたくなに断念するのですが、不幸な出来事が相次ぐ中で、彼女の心に良き理解者を求める気持ちと姉のような幸せな結婚をあこがれる気持ちが生まれ、優しそうな義兄とだったらいたわり合うような心温まる家庭が築けるのではないかというかすかな期待が姉の死を恐れる気持と共に育まれたのだろうと彼女に伝えられます。この解釈はエリザベートに症状の軽減をもたらしますが、同時に彼女は、良心の呵責に苦しみ始めることになります。この善良な娘に対して、フロイトが「現在の事情を親切に気遣ってやることによって、ますます彼女を軽快させ」（フロイト、1969）てあげたいと感じたことが症例報告に正直に記されています。この後フロイトは、なんと自らエリザベートの母親に会って、「（エリザベートが）必要とするようないっさいの説明をし、心を打ち明ける機会を彼女に与えてあげるように依頼し」（フロイト、1969）ているのです。あらかじめエリザベートに断らないで母親と接触し、義兄への秘めた思いについて告げてしまったため、一時的にエリザベートの強い反感を買ってしまったというおまけつきですが、この時期には、環境に直接介入し家族調整を行う方向を、否定するどころか自ら行ったフロイトの姿を垣間見ることができます。心の動きに従って、比較的自由に家族と話し合ったようです。性的外傷や心の傷つきは環境や周囲の大人達によって与えられるという性的誘惑説や心的外傷説を唱えていた頃のフロイトは、家族援助や環境調整の有効性に大いに期待をかけていたらしいと想像されます。

また、最初の小児分析として知られるハンスの症例は、正式にはフロイトの手によらず、医者でありフロイトの初期の聴講生であったハンスの父親によって行われたものです。幼児の性生活に関する観察データを集めたいというフロイトの要望に応えて、ハンスの父親がおりおりに息子の言動に関するメモを書き送っていたところ、たまたまその子ハンスが恐怖症を発現したために、父親による分析が試みられました。（現代的な視点で考えれば奇妙な話ですが）当時のフロイトは、父親を子どもの治療の最適任者と考え、自分は最後まで直接的介入はしない方針を貫きました。ハンスに直接会ったのは一度だけだったようです。ここにも、家族と接触しないどころか家族を分析治療の担い手あるいは助力者として期待した初期のフロイトの姿を見いだすことが出来ます。

ところが、このようなフロイトの姿勢は、その後に続くヒステリー患者の治療やフリースとの自己分析体験を経て大きく変化します。例えばドラは、ヒステリー性の失声・失神発作・ひきこもりなど多彩な症状を示す十八歳の女性でした。かつての患者であったドラの父親からの依頼でフロイトは彼女との治療関係をスタートさせますが、わずか三か月で治療中断に至ってしまいます。この三か月間にドラは内面の激しい感情の嵐と入り乱れる家庭内の人間関係、とりわけ男女関係についてフロイトに語ります。ドラばかりでなく他の症例でも、クライエントから次々と報告される家庭内の性的事件の多さにフロイトが戸惑い、語られた内容の信憑性を疑い始めた頃でもありました。ついにフロイトは、患者の語る幼児期の出来事と家族の姿は必ずしも客観的事実でなく、虚構と現実がないまぜになった患者の心の産物であること、そしてそれにも関わらず、神経症の世界ではこの「心の産物」＝「心的現実」こそが決定力を持つのだと考えるに至りました。神経症の原因は、子どもに内在する性的欲求の発現と抑圧の葛藤にあると述べて、当初の性的誘惑説からほぼ一八〇度、自説の転換を図り、幼児性欲説を誕生させました。

2・2・2 家族と関わることのタブー

かくして心的現実と現実を区別したことで、フロイト理論はぐんと複雑で奥深いものになりました。治療の本質は、隠れた客観的事実の掘り起こし作業から、個々人の内面探索の作業へと、つまり、分析家と患者の二者関係に生じる転移の中に現れた幼児性欲について自己洞察を得る作業へと変化しました。心の構造が論じられ、その発達論、自我を守るためのメカニズム（防衛機制）が記述されるようになりました。そしてその一方で私たちの関心事である家族援助は、大変残念なことにフロイトにとって、治療を妨害する一要因として心理療法から取り除かれるべきものへと一転してしまいました。

ここから、個人心理療法に家族を関わらせることのタブーが本格的に説かれ始めます。患者の語りの信憑性を巡って大いに患者に翻弄され家族に混乱させられた感を抱いたフロイトにとっては、心的現実という理解を徹底するために、家族援助の可能性をいったん完全に断ち切ることが必要だったのでしょう。例えば、フロイトが家族との接触をタブー視する理由は以下のようにまとめられます。

・家族が治療に関わると治療者と患者の信頼関係が脅かされかねない（治療者と患者の純粋な関係が汚染される）
・家族には、患者の健康より現状維持を望む傾向があり、患者の変化を妨害するような動きが家族の側から生じかねない
・家族は、家庭の秘密が洩らされることに意識的無意識的に抵抗しがちである、などなど。

これらは、フロイトが身をもって体験した困難であり、現在でも家族との足並みがそろわずにセラピーが中断する時、私たちが家族の抵抗として並べあげる事柄でもあると心に記しておきましょう。家族援助を試みるとき、私たちは必ずこの問題にぶつかりますし、むしろそれを前提にした上で、これらの問題をいたずらに拡大しない実践、そしてそこからかえって力を得てゆけるような実践を心がけることが私たちに求められています。

クライエントの現実的対人環境である家族とセラピストの接触は、このようにして精神分析理論が確立する過程で、小児性欲説の誕生と共にいったん幕閉じることになりました。けれども初期にはフロイト自身が大いに期待した方向であったこと、それゆえ、精神分析が修正を繰り返す中で何度か見直され、論議し直される問題として、はじめから運命づけられていたということが出来るでしょう。

2・3 心理教育の担い手としてのアドラー

2・3・1 心的プロセスから社会・教育へと目を向ける

続いてアドラーの心理療法に目を向けます。アドラーは、オーストリアに生まれ、晩年になってアメリカに移民した精神科医で、インディヴィジュアル心理学（個人心理学）

の創始者として知られています。我が国ではフロイトと袂を分かったことで有名ですが、実際のところ彼がフロイトのグループに参加したのは一九〇二年から十一年まで、約十年足らずのことだったようです。フロイトが性欲を中心に据えて神経症を理解したのに対し、アドラーは自身が幼少期にくる病や肺炎を患ったこともあって劣性器官に関心を示し、無力な存在として劣等感を持ってこの世に生を受けるという事実が子どものコンプレックスの原因だと考えました。

フロイトと袂を分かった後は、次第に劣等感を補償するという考え方から離れます。そして、子どもには無意識のうちに仮想的目標を心に抱く傾向があること、それらは現実よりプラスのものである場合が多いが、否定的にとらえられた状態が劣等感であるという目的志向的な考えへと変化してゆきます。人生はもともとは価値のないもので、自分一人の利益にとらわれている限り、いつまで経っても無意味ですが、共同体意識に目覚め共同体に貢献する行動を取ることで、はじめて意味を見いだすことが出来るようになるといいます。第4章、第5章で後述するナージの考えにも通じる集団への貢献という視点がうかがえるところですが、アドラーの関心は、心的プロセスを出発点にして、広く教育や社会へと拡がってゆきます。ウィーンのあちこちに児童相談所を開き、問題を抱えた子やその両親、担任教師の援助にあたったり、複数の親を対象に子育てについて教授してゆきます。その姿は心理教育の実践者さながら、今で言うところの学校臨床や家族会、親業の母胎に当たるような活動を展開していったようです。親教育を広めることで、対人関係の中で進行する子どもの精神的健康の増進に努めることが彼のねらいでした。アメリカ移住後は国際個人心理学協会を開き、その会長としてアメリカやヨーロッパ各地で講演旅行をして回ることが多かったそうです。

2・3・2　ある母親の「子どもを誉めよう」という試み

アドラーと言うと、一人のお母さんが思い出されます。そのお母さんは、アドラーの考えを紹介した本をいつも大切に抱え歩き、暇さえあればご自分に読み聞かせていらっしゃる方でした。小学三年生の息子への要求がとりわけ高く厳しく、いつでも横から口出しして子どもをけなしてしまっているという自分に気づいてから、我が子の気の効かなさ、物わかりの悪さに激昂しがちな自分を何とか変えたいと思って頑張っている方でした。その本の色々な箇所に下線を引き、やってみるとよいこと、やってはいけないことを自分に言い聞かせていました。頭では、少しでもいいところを見つけて誉めてあげようと努めるのですが、誉め慣れていないのでわざとらしく聞こえたり、かえって操作的な言葉かけになってしまうこともあり、母親面接者としては大いに気になってしまいます。一方では叱るまいと一生懸命我慢するために、思わずカーッとして怒鳴りつけた時には大爆発になって、慌ててそれをうち消すように子どもを誉めることもありました。セラピストの応援もしたいし、自然体でいることの良さを伝えたいような誘惑に駆られ、セラピスト自身の迷いも高まった頃でした。ついに彼女が心からの誉め言葉を子どもに伝える機会がやってきました。

そのお母さんにとっては大変珍しいことなのですが、その日は朝から不愉快な気分で何かするのがひどく億劫に感じられていたそうです。それでも午前中は、実家や子どものＰＴＡ関係でかかってきた電話にそれなりに丁寧に応対していましたが、苛立ちと憂鬱な気分はますます高まってゆきました。夕刻には立っていられないほどの目眩を感じて長椅子に身を横たえたそうです。少しからだを休めるだけのつもりが、そのまま寝入ってしまい、目が覚めると自分には毛布がかけられ、窓の外はすっかり真っ暗で夕食の時間はとうに過ぎていました。慌てて飛び起きて階下に降りてゆくと、子どもが一人でお米を研ぎご飯を炊いて待っていてくれたのだそうです。台所のそここに水しずくが散乱し、流しに積まれた丸一日分の食器まで洗ってありました。「ああ、すごいね、ありがとう」と口をついて出たほめ言葉は、ほとんど飾りのない素朴なもので、母親が力まずに巧まずして言えた、はじめてのほめ言葉でした。子どもが炊いてくれたご飯を食べながら、目立たず要領が悪く気の効いたところもないのだけれど、目の前の子どもの優しさが自分の心にしみこんでくるようで、それをたくさん誉めて伝えてあげたいと思ったのだそうです。

それはまるで、これまでのクライエントの努力が実を結び、求めていたものが口をついて出たような誉め言葉でした。まずはじめに行動変化を心がけ、そのため何度か形だけが先行してしまうじれったさを味わいながら、ようやく心がついてゆく、そんな順番で生じた変化でした。この出来事の後からは、心と行動の二つが比較的スムーズに同時進行してゆくようになったようです。

最近、リソースを重視する家族療法の動きの中で、アドラー心理学の功績が改めて認められるようになってきています。誰もが知っておいていいこと（知っておいた方がいいこと）、子どもの養育に影響力を持つ大人達が広く心得ておくべきことをワークショップで伝えるのは教育活動として求められているところでもあるでしょう。そして、それでも心と体がついてゆかないこと、分かっていてもそう出来ないしこりを個別のカウンセリング的関わりの中で扱うのはなかなか現実的な方法です。

ところで、2・5 ……来談者中心療法……のところで後述しますが、クライエントの主体性を尊重するために、心理療法では「問題を指摘しない」「教えない」「セラピストが意見を言わない」ことが基本、という考え方があります。そこから、教えたりアドバイスするのは浅い面接だという言い方がなされることもあります。私の意見では、これまでの自分の対応のまずさを痛感しながら新たな関係を築く手がかりを求めている人に対し、セラピストが何らかの知見や方略を提供することはあっていいし、セラピストの意見が絶対という誤った信念と結びつかない限り、クライエントに役立つものだと思います。提供の仕方がおしつけや一方向的なコミュニケーションになっていないこと、クライエントのやるべきことを肩代わりしたり、考える力を軽んじることにつながっていないかどうかをセラピストは十二分に考えなければなりません。

それにしてもアドラーは、臨床活動の方法を模索して、なんと長い道のりを歩き、大きな変化を辿ったのでしょう。実際の対人関係を重視する彼の視点は、この後、精神医学は対人関係であると言ったサリヴァンらに受け継がれてゆきます。

2・4　アンナ・フロイトの母親面接の提唱

2・4・1　児童分析の始まり

次に、一九四〇年代に進み、フロイト理論を子ども達に拡大して適用したアンナ・フロイトの功績に目を向けましょう。アンナ・フロイトの活躍によって児童が心理治療の対象となる時代を迎えたことはよく知られたことですが、とりわけ初期の著作に目を通すと、子どもを対象にした分析治療が当時としてどれほど画期的でパイオニア的な冒険であったか、その様子が伝わってきます。具体的な事例が成人分析との比較の観点から論じられ、技法の修正が詳細に検討されています。そしてその結果、A・フロイトをして児童分析の適用範囲が「潜在期から二歳にまでひきさげられ、上は思春期の初期から後期にまで拡げられた」と言わしめたわけです。

例えば彼女は、初期の頃には、成人分析と児童分析の決定的な違いは、1、治療の動機づけがクライエント本人にあるより、親や教師などの周囲の人の決定でありがちなこと、2、子どもには分析家以外に、自分の生存に欠かせない親という重要人物がいることの二点だと考えました。けれどもプロセスの追跡研究から、これらは子どもだけに見られる決定的な違いではなく、「状況に合わせて基本原則の中のある要素を少し幅を広げて示した」ようなもので、大人の分析にすべての痕跡があり、「分析家が患者の必要に応じて患者を励ましたり共感を示したりしながら、分析に対する患者の興味を湧かせ、分析を受ける決心を固めるように準備段階を設ける」（フロイト、1981）こととほとんど同義だと指摘しました。さらに、本当の分析に入るまでの導入の過程を重視し、子どもを分析に連れてくる親や教師が、「信頼できない（存在）というより、環境の中で教育的・

養育的側面を担ってくれる」存在だと気づいたことで、児童分析は以前よりずっと容易になったと研究成果をまとめています。後者の指摘は、家族援助にとりわけ欠かせない視点でしょう。当時の親との関わりの多様性については、「親たちをその治療の中から完全に除外してしまう例から、親たちには報告するだけに止める例、親が治療に加わることを許す例、両人を同時に、しかも分離して分析する例、また子どもの障害に対して、その子ども自身を分析する前に、むしろその両親を治療するという極端な例まで幅広いものがある」と述べたうえで、「児童の心理療法は家族（多くの場合には母親）の協力なくしては治療への導入も、治療関係の維持も、治療的変化の達成・維持も困難であり、従って児童分析を成功させるために必要なのは、子どもの自我だけでなく、両親の知恵と洞察であるため、並行して母親面接が行われることが欠かせない」、と自身の見解をまとめています。（親子に同時に会うという合同面接の形態は、ここでは多様性の一つに挙げられていません。しいて言えば、「親が治療に関わることを許す例」の亜型に位置づけられるだろうことを指摘しておきます。）

また彼女は、分析中の子どもの象徴的な遊びは、「単に彼の内的幻想を伝えるだけでなく、同時にそれは、現在の過程での出来事に対する彼の対処の仕方を伝える」（つまり外的現実を含んだ）ものと捉えています。ここが同時代に児童分析を始め、子どもの言動をすべて内的幻想や無意識の反映と理解したクラインの姿勢と激しく争った点です。クラインが、両親の治療への協力はあてにならない場合が多く、むしろ両親の葛藤まで引き込んで治療関係を複雑にするため、あくまで治療者–子ども関係を中心に据えるべきだと主張した点と考えあわせると、面白い対照を示しています。精神内界主義を貫いている点では、クラインのほうがフロイトに近い志向性を持っていたわけですが、先述したように、A・フロイトはますます児童分析の可能性を確信し、適応範囲を拡大するように変化しましたし、クラインの考えも、ウィニコットの時代に入ると子どもの精神内界に多大な関心を向け続ける一方で、「幼児なんてものはいない、幼児のいるところには必ず母親がいる。母親と幼児が対をなして一つの単位状態を作っているのである」、「関係の中でひとりでいること」という名言となって、現実の養育環境と子どもの精神内界の両方がどちらも大切な真実、という折衷的（統合的）な見解へと進んでゆくことになります。

2・4・2　母子並行面接が始まる

ともあれ、A・フロイトによる児童分析の創始から、いよいよ（母子）並行面接が始まりました。そして並行面接の経験を積み上げることで、家族や親についてますますたくさんの知見がもたらされるようになります。一つには、母親の問題や母子関係の病理がさらによく観察され、集中的に取り上げられました。分裂病者に対する精神療法の試み、分裂病の家族研究が隆盛となってゆく動きと重なり、フロム・ライヒマンの「分裂病因性の母親」という言葉が生み出されて、母親がさかんに研究対象にされる時代が始まります。母親の過保護、過干渉、侵入的な姿などが精神病理の犯人として絞り込まれますが、事態はそれだけで説明できるほど単純ではありません。次いで研究者の目は父親に向かいます。父親の不在、家庭生活から逃避する姿などが問題にされます。これもたくさんの事例にみうけられることではあっても、問題を説明する決定的な原因にはならないようでした。さらに夫婦関係の隠れた不和や欺瞞性、兄弟関係のライバルティなどが取り上げられ、関係性の研究が始まります。こうして、いよいよ全体としての家族が心理療法のまな板に乗る時期へと移ってゆくわけですが、その前に少し視線をずらして、一九四〇年代に始まった第三勢力の心理療法の動き、来談者中心療法の中で家族援助がどんなふうに試みられてきたかという問題に焦点をあわせてみましょう。（子どもが問題を抱えたり、家族関係がうまくゆかなくなった時、私たち自身が上述のプロセスで問題の原因探しをはじめやすいことに留意しましょう。下手をすると専門家も教師も近隣の人々も、そしてマスコミもこぞってまず母親を問題視し、ついで父親を視野に入れる。その後、夫婦の関係を問うという順番を経がちです。この種の発想から、どれほど生産的な働きかけが生み出されるかは大きな疑問ですが。)

2・5 ロジャーズによる来談者中心療法と家族援助

2・5・1 来談者中心療法を生んだある母親面接

ロジャーズの来談者中心療法（パーソンセンタード・アプローチ）は、一九四〇年代に精神分析に異論を唱える形で誕生しました。家族援助というテーマで来談者中心療法やロジャーズが言及されるのは、私が知る限り、非常に稀なことです。来談者中心療法から学び、それゆえ家族援助を始めるに当たって、自分の臨床哲学の根底部にあるパーソンセンタードの精神をどのように家族援助につなげるかという問題に、大いにこだわってやってきた私にとって、これは何とも心許ない現実です。「両者のつながりについて論じた人はなんと少ないのだろう、実践上はつながりが多々あると思えるのに。」と痛感していたところ、九九年にオリアリーというデンバーの心理学者が「カップルと家族のカウンセリング―パーソンセンタード・アプローチに基づいて」という本を著したことを知りました。著書の随所でオレアリーは、カップル・家族のカウンセリングと来談者中心療法に基づく個人カウンセリングでは構造の違いが確かにいくつかあるが、両者の底流を流れる基本姿勢には共通性が多くあると論じています。

日本の臨床家の中には、本人がそう公言するにしろしないにしろ、ロジャーズ理論に拠って臨床活動を始めた方、行っている方が今も相当数います。来談者中心療法と家族援助の間をつなぐ架け橋がかかれば、その恩恵を受けるクライエントは少なくないでしょう。こんな考えを頭の片隅に置きながら、ロジャーズが家族援助がどのように行ったのか、また行われなかったのかを実際の事例の中で見てみたいと思います。

来談者中心療法誕生のきっかけは、彼がチャイルド・ガイダンスクリニック（日本で言うところの児童相談所）で働いていた頃に訪れました。ロジャーズにとっては初めての臨床現場で、そこで彼は非行や盗癖、夜尿症、緘黙などの症状を抱えた子ども達の児童臨床を十二年にわたって担当しました。問題を抱えた子どものことで相談にやってきた母親の面接を担当する機会も当然多く、そんな活動の一つとして、ある「乱暴な子ども」の母親面接を担当することになります。三〇代半ばのことでした。

その母親は非常に知的な女性で、子どもの問題は、母親が幼い時期に子どもを拒絶したことに関係あるのが明らかだったそうです。けれども何度面接をしても、母親はその気づきに至りませんでした。母親の言葉を手がかりにして、やんわりと指摘しても、アドバイスをしても何の役にも立ちません。ついにロジャーズは面接継続を断念しようと決心し、二人ともよく努力したが結果が出ないので、この辺りで面接は終わりにした方がよいだろうと女性に伝えました。彼女はそれに同意し、握手をして面接室を出てゆこうとしました。そして振り返り、〈ここであなたは、大人のカウンセリングをすることはないのですか？〉と尋ねます。大人のカウンセリングをすることがあると応えると、〈では、力を貸してほしいんですが〉と言って先ほどまで座っていたいすに戻り、暗礁に乗り上げた結婚生活や夫婦関係について、挫折感と混乱など、これまで述べてきた不毛なケースヒストリーとは遙かに異なる話を始めました。真のセラピーが始まり、それは大きな成功をおさめた、とまとめられています。

ロジャーズによれば、このエピソードは似たような経験をいくつか重ねてしたうちの一つだそうです。それらはいずれも、〝クライエントが何に傷つきどの方向にゆけばよいのか、どんな問題が重要で、いかなる経験がその背後にあるかを知っているのはクライエントその人に他ならない〟ことを彼に教えてくれるものでした。セラピストは自分の賢さや知識を示そうと躍起になるより、クライエントが誘う方向についてゆくのがよいと考え、一九六七年、いわゆるクライエントセンタード・アプローチが誕生しました。

「個人はすべて、自分がその中心である、絶え間なく変化している経験の世界に存在し」（ロジャーズ、一九六七）ており、可能性の実現に向けて自分を発展させようとする基本的傾向（自己実現傾向）を備えているとロジャーズは理解します。経験の世界とは、私たちが見たり聞いたり感じたりする主観的世界のことで、本質的には自分自身にしかわからないのですが、他者は共感的理解によってそれに接近することができます。もしセラピストに三つの基本的な態度が、つまり自己一致、無条件の肯定的配慮、共感的理解が存在するなら、望ましい方向に向けての人格変化が、つまり、体験から遠く離れ他者との関わりを危険なものと見なしてそれを避けるあり方から、体験の流れの中に自由に存在し、他者とも自由で開放的な関係を持つことができるあり方に向けての変化が結果として生じると論じます。

ここから生まれるのは、クライエントの経験の理解につとめ、面接の場がそれを展開する場になるように心がけるセラピストの姿でしょう。クライエントが男性でも女性でも、二〇代でも五〇代であっても心がける態度に変わりはありません。神経症者のカウンセリングでこのことが確かめられると、ロジャーズは境界例・分裂病者とのセラピーにも自分の治療理論が当てはまるかどうかの実証研究に着手します。その結果（神経症者ほど芳しいものではありませんでしたが）、主訴も問わず、年齢やパーソナリティ構造も不問にしたどこの誰にも当てはまる治療理論が構築されました。クライエント一人一人が家族の中で担っている役割が何であっても構わず、父親で母親でも、息子であろうと人を対象にして行うセラピーに変わりはないというわけです。

2・5・2　アクスラインの来談者中心療法に基づくプレイ・セラピー

同時代に来談者中心療法に基づいて子どものセラピーを行ったアクスラインにも、ほとんど同方向の考えが読みとれます。アクスラインが著した「遊戯療法」では、親や親の代理人との治療的関わりについて書かれた章に、わずかに四頁があてられています。もっとも、それ以前の章で提示された事例を読むことで、親とその代理人に対するアクスラインのあっさりとした対応姿勢が読みとれる構成になっているのですが、全体の構成から見れば、極端に少ない配分と言わざるを得ないでしょう。彼女の考えをまとめると、次のようになります。つまり、「親や親の代理人がカウンセリングを受けている場合には子どもの治療ももっと早く進行するかも知れ」（アクスライン、1974）ないし、親がカウンセリングを受けて子どもは何の治療も受けていない場合、「親の洞察がしばしば連鎖反応を繰り出す関係を発展させて子どもの側に変化をもたらし肯定的な行為をもっと行わせる」（同上）こともあるが、それは必ずしも起こらなければならないことではない。「個人の内部には自分の問題にうち勝てる力があり、それは一般に考えられているより、はるかに立派である」（同上）ことを数々の事例が示している。すなわち、親を含めた家族の変容がかなわず、その面で専門家による力添えが得られない場合でも、セラピストと子どもとの間に十分に治療的な関係が築き上げられるなら、その子に内在する成長への潜在力に助けられて、子どもにとって望ましい変化が生じるのを十分期待することが出来ると考えます。つまりアクスラインは、家族の変容が子どもの変化を促したり、両方が相俟って進む例があることを認めつつも、家族という文脈に妨害されたり力を吸い取られたりしないほどに強い個人の成長力を信頼する立場を取ったことが分かります。

2・5・3　ディブスの場合

アクスラインが小説風に著したディブスの事例でこの問題を後追ってみましょう。ディブスとセラピストの出会いのきっかけを作ったのはディブスが通う私立幼稚園の保育者達でした。ディブスは、自分に近寄ろうとするもの全てに敵意を示し、他の子どもや保育者と全く関係が持てないという適応上の問題を抱える五歳の男の子でした。知恵遅れとも極めて優秀な知能の持ち主とも判別がつきにくかったこと、彼のためにも何か特別な教育的配慮が必要だと思われたこと、何より、彼にひっかかれたり噛みつかれた他の子どもの親達の苦情に応えるためにも、これ以上幼稚園に置くことがよいとは思えない等の理由で、ディブスの処遇を巡ってスタッフの会議が開かれることになりました。その会議の席上に専門家として招かれたのがアクスラインでした。保育者達の体験と意見に耳を傾け、翌日にはディブスの行動観察と試行的なプレイを行いました。その上で、ディブスに遊戯療法を試みる決心をしたアクスラインは、その許可を得るためにこちらから母親に連絡を取って面談を申し込んでいます。母親はプレイセラピーを提案するセラピストに向かって、研究素材として子どもを提供することは出来るが、自分たち両親に面接やインタビューを求めることはしないという条件を示し、セラピーへの送り迎えの労を担うことに合意します。保育者からの依頼を出発点として、専門家の見立てと方針の提示、そして親の承諾という手順を踏んで、ディブスのセラピーが始まることになりました。セラピーを始動する動きが、セラピストからスタートしていることに注意して下さい。治療的サービスというより先駆的研究として位置づけることでこのような働きかけが可能だったと想像されますが、わが国で最近始まった学校臨床やスクールカウンセリングの原型が、この時代にこんな形で存在したのは大変面白いことです。

さて、「家族には積極的な協力を期待しない」という約束つきで始まったプレイ・セラピーは、毎週木曜日に着々と進展してゆきます。本書の中心テーマとは離れるのでプレイの内容については詳述しませんが、まだ読んだことがないという読者は是非一度、熟読することをお奨めします。子どもの事例すべてにこのような展開が期待できるかどうかについては、各自が十分に検討し自分なりの考えを持たなければならない大テーマですが、アクスラインが「一般に考えられるより遙かに立派」な潜在力が子どもにあると公言する所以が、なるほどと思えるような見事な経過が示されています。三回のセッションが終わる頃には、セラピーの影響が家庭でもほの見えるようになります。第四週には、ついに父親がディブスを迎えにセンターに顔を見せます。そしてその父親相手にディブスは「くだらないおしゃべり」をして、父親をひどく当惑させることに成功しています。

翌朝には、ディブスの母親が、ためらいながらセラピストとの面談を求める電話をかけてきます。その日のうちに面談の時間が設定され、思いの丈を語る機会が母親に与えられることになります。「どこからお話ししていいのか分かりません」、「お話しすることがありすぎて」、「それからお話ししない方がいいことがありすぎて」、「でもお話ししないことがたまりすぎると、とても重荷になってしまって」と母親。初めて読んだ時から印象深く私の心に残っているフレーズのいくつかですが、この言葉を皮切りに、母親のリフレクションが始まります。

子どもの変化に触れて動揺した家族（母親）が、プレイセラピーを妨害したり中断した可能性だって大いにあったはずだ、という意味で、この間の経緯はセラピーの成否を分ける大きな転換点だったに違いありません。作品の中では、家族の妨害的・破壊的な退却を引き起こす動揺と、建設的・創造的変化を引き起こす動揺の違いについて、残念ながらアクスラインは積極的に何も論じていません。私が想像するには、おそらく一つの理由は（極めて逆説的な理由ですが）、これ以前にもこれ以降にも、子どものために変化することが一度も両親に強いられなかったこと、ましてやそれが子どもの治療に必要だとは考えられていなかったことにあるでしょう。セラピストの前に現れた母親は、まさに自由意志でそこにやってきて、誰のためでもない、自分のために語ることを、そして語らないことも選ぶことが出来たわけです。第二の理由は、そのプロセスを共にしたアクスラインが、母親と対峙したときには（本来はディブスの治療者であるにもかかわらず）ディブスの立場からでもセラピストの立場からでもなく、母親その人の立場から母の経験に近づこうと積極的関心と共感的理解、純粋性の実現に努めたことでしょう。この場合の積極的関心は、「本人の望む以上に決して引き出そうとか深入りしてはならない」というアクスラインの思いに結実しています。これらは今もなお、親面接を担当する者がいつも心のある場所に留めておくべきセラピー哲学でしょう。

ディブスの物語に戻るとき、私の中にはいつでもさわやかで心地よい、そして礼節をわきまえた謙虚な思いがあふれてきます。それは、比較的初心の、だからこそ邪心のないセラピストがただただ丁寧に相手の話を聞き取ろうと努めている姿に触れるとき、感じる思いでもあります。相手の成長力を信頼し、生じる動きを邪魔するまいとだけ心がけながらそこにいるセラピストということができるでしょうか。それだけを心がけるうちに、子どもが、あるいは母親や父親があたかも自分一人の力であるかのようにぐいぐいと変わっていったケースに恵まれた人は大変幸いです。セラピストとして仕事をするに当たって、かけがえのない宝物をそんなケースの数だけ恵まれるわけだからです。けれども多くの場合、よいことばかりそう長くは続きません。特に親面接の行き詰まりは本人面接以上に早く訪れます。目の前の親から、問題に対するアドバイスや子どもの状態の解説を求められて答えに窮したり、語られるままに耳を傾けていても毎回子どもの状態の報告だけに終わる。三人称の話に終始して話が深まらない状態が続いて、セラピストの方はというと、共感に努めているつもりがついつい無理して〝わかりすぎてしまい〟、〝私〟の中に確かに湧いている、（きわめて重要な）相手との不協和音を無視してしまうなどの経験がやってくるものです。

この、自分と相手との不協和音の否認という問題は、ロジャーズ自身がよく似たプロセスを辿ったことに思いを馳せましょう。五〇代にさしかかろうという時期のことです。ロジャーズは、あるクライエントに対する否定的感情を過少視して彼女に会い続けた揚げ句、自己のバランスを失って、個人としても治療者としてもひどい混乱状態に陥ってしまいました。この時のロジャーズが、治療者の条件として純粋性が他の何にも増して重要であるという認識にしっかり立ち直すことで心理療法の世界に戻ってきたように、自分の感情や考え、疑問に気づき、必要があればそれを言葉にして伝える道が私たちそれぞれにも開けてくるでしょう。クライエントのあり様に敬意を払い、そのままを受け止めつつ、セラピストがセラピスト自身でもあろうとする高度な試みの中で、自分の意見や気持ち、疑問を自分のものとして、つまり正しいとか正しくないに関わりない一つの見解、邪気のない質問として使う道を見い出したいものです。私の考えでは、この努力の延長線上に、複数の人々の複数の体験が交錯する家族面接の場に居続けるカウンセラーのあり方が開かれるでしょう。

後年のロジャーズは、エンカウンター・グループ運動にのめり込んでゆきます。複数の体験世界が交錯する場へと乗り出していったロジャーズですが、さらに経験に開かれ人と親密になるために彼が選んだのは、日常関係のない人々の集まりでした。結局最後まで、家族集団にロジャーズの関心が向かうことはなかったようです。それは、抑制的な家庭で育ったというロジャーズにとっては当然の選択だったのかもしれません。また、家族の一方を立てればもう一方が立たないというジレンマを越えるには、ぜひともシステム論の誕生を待つ必要があったとまとめられるでしょう。

3　家族理解と援助のための基本概念

3・1　システム論的認識論

3・1・1　「全体としての家族」の視点への導入

ここから、「全体としての家族」を見ることを念頭に置いて下さい。「一人の人を理解するのだって難しいのに、家族なんて大がかりなものを相手にするなんて、そんなことが実際に出来るのだろうか、大いに疑問を感じる」という読者も、とりあえずその視点に移ってみて果たして何が見えてくるか、後からじっくり振り返って下さい。家族療法の創始者達も、当時はるかに高くそびえ立ったタブーの柵をおそらくえいやっというかけ声もろとも飛び越えていったのでしょう。家族と関わることの難しさについてたくさん論じられている、陥りやすい問題もいろいろわかってきたという中で、集団が秘める大きな力に飲み込まれまいと、それぞれに頑張った先人達の姿が想像されます。細かい部分に目を奪われないようにして、とりあえず中心的な動きだけおおづかみしようという方向が打ち出されました。そんな彼らが頼りとしたつえとちょうちんが、「システム論的家族療法の認識論」と「巻き込まれ過ぎないための治療者の姿勢＝中立性」だったのです。

第3章では、システム論的家族療法の認識論の中から、関係を理解するための基本概念をいくつかご紹介します。

（注：システム論的家族療法が生まれてから四十年余の間にも、いくつかの流行が家族療法の世界を駆けめぐりました。分裂病治療に期待の光が投げかけられた時代、変化の手だてが夢中になって追い求められた時を経て、現代では、この「巻き込まれないために個々人の心的プロセスから距離をおく治療者の姿勢＝中立性」の再考が、治療者の操作性に対する批判や見直しという形で始まりました。家族療法ばかりでなく、心理臨床の世界全体でインフォームド・コンセントやアカウンタビリティ（説明責任）の概念が尊重され、社会構成主義の考え方が説かれ始めたことで、家族療法内部に生じた修正もさらに後押しされ、第二次家族療法と呼ばれる時代が始まりました。こうした一連の変化を引き起こした中核にあるもの、そして、一連の変化を通じてますます深く理解されるようになってきたものが、この「システム論的認識論」という新しいものの見方です。これは、身につけるまで少々やっかいに感じられますが、ひとたびそれに慣れると方々で使ってみたくなるような魅力に満ちています。ものの見方や捉え方が従来より変幻自在というか、決めつけやこだわりがない。それゆえ、シンプルだけれどその時々に適う現実的な力を生み出してくれるというのがシステム論に対する現在の私の感想です。）

3・1・2 システムとは何か

システムとは、「一緒にされたもの」を意味します。日本語では、組織、系統、制度などの訳語が当てはめられています。単なる要素の寄せ集めでなく、「あるまとまりを持った複合体」のことで、個々の要素は何らかのパターンで相互に関わりあっています。

要素の寄せ集めでないとは、例えば、たまたま寄せ集められたゼンマイねじや鉄片、あるいは、ある時間に偶然S駅構内に居合わせた人を数名抜き出してグループを作っても、そのグループに何らかの必然性を見いだすことは出来ません。けれども、たまたま同じ年度にS小学校に入学する子ども達を何十人か集めて一年S組を形成し、しばらく時を過ごしたとしましょう。見ず知らずの個人の集まりだった集団が、次第にお互いを知り合いはじめ、仲良し二人組、三人組が形成されます。明文化された、あるいは暗黙の集団ルールも生まれるでしょうし、チャイムが鳴れば他のクラスの子どもは自分のクラスに帰るよう促されるでしょう。先生の言葉かけに真っ先に反応する子ども、それを真似する子、我関せずに最後まで自分のペースを守り通す子どもなど、そのクラス独特の行動パターンや特徴が生まれ、あれやこれやの事件が起こり、特別な行事をこなしてゆくうち、経験が共有され共通認識が蓄積されます。そうなれば、学級集団は立派なシステムとして、相互に関わりあいを持ちつつ全体として機能するようになります。

システムの定義は「あるまとまりを持った集合体」というだけの簡単なものです。ですから、単純なところではゼンマイ仕掛けのおもちゃや時計、サーモスタットなどから、複雑なレベルでは、国家・国連・宇宙といったものまで、無数のシステムを考えることが出来ます。バータランフィは、従来の学問が目指した要素還元主義的な方法によらずに自然界の対象をとらえたいと考えて一般システム論を生み出しました。対象をそれを取り囲む環境との関係まで含めた複雑な全体像のままとらえるために、システムという切り口がたいへん有効だと気づいたわけです。中でも、心理学や教育学などが研究対象とする人間や集団、社会組織などのシステムは、ある時点で生まれ、発達し、死をもって消滅するという性質を備えた生きたシステムであり、その点で非生物システムと大いに異なる性質を有します。人間も家族も、生きたシステムの一つです。生きたシステム（生物体システム）について、ミラーの一般生物体システム理論（ミラー、1978）を参考にしながらその特徴を整理してみましょう。

3・2　開かれたシステムとしての家族

3・2・1　開放システムと閉鎖システムの違い

生物体システムの第一の特徴は、周囲の環境に対して「開かれたシステム（開放システム)」であることです。家族も、開かれたシステムとして周囲の環境との間で常にエネルギーや情報などのやりとりをしています。

例えば、フラスコ内で行う燃焼実験を想像して下さい。熱もガスも物質もフラスコの内外で全く出入りがないとすれば、フラスコ内は閉じられた系、つまり「閉鎖システム」と見なされます。閉鎖システムでは、酸化のプロセスは燃えている物質のすべてが酸化するか、フラスコ内の酸素がなくなるかすれば、そこで終了します。フラスコ内の酸素量と物質量がわかれば、生じる化学変化の量を予測することが可能ですし、生じた酸化物の質量から、酸化に使われた酸素量を計算することも出来るでしょう。誰が実験しても、どんな感情を込めて実験しても例外はなく、一定条件から一定の実験結果が導き出されることが閉鎖システムの特徴です。

これに対比して「開放システム」では、使われた分の酸素はいつでも外から補充されますし、発生した熱も取り巻く環境全体に放出され、その行方を見届けることができません。強い風が吹きこんで途中で火が消えてしまうかも知れませんし、反対にあおりを受けて勢いよく燃え拡がる可能性もあります。

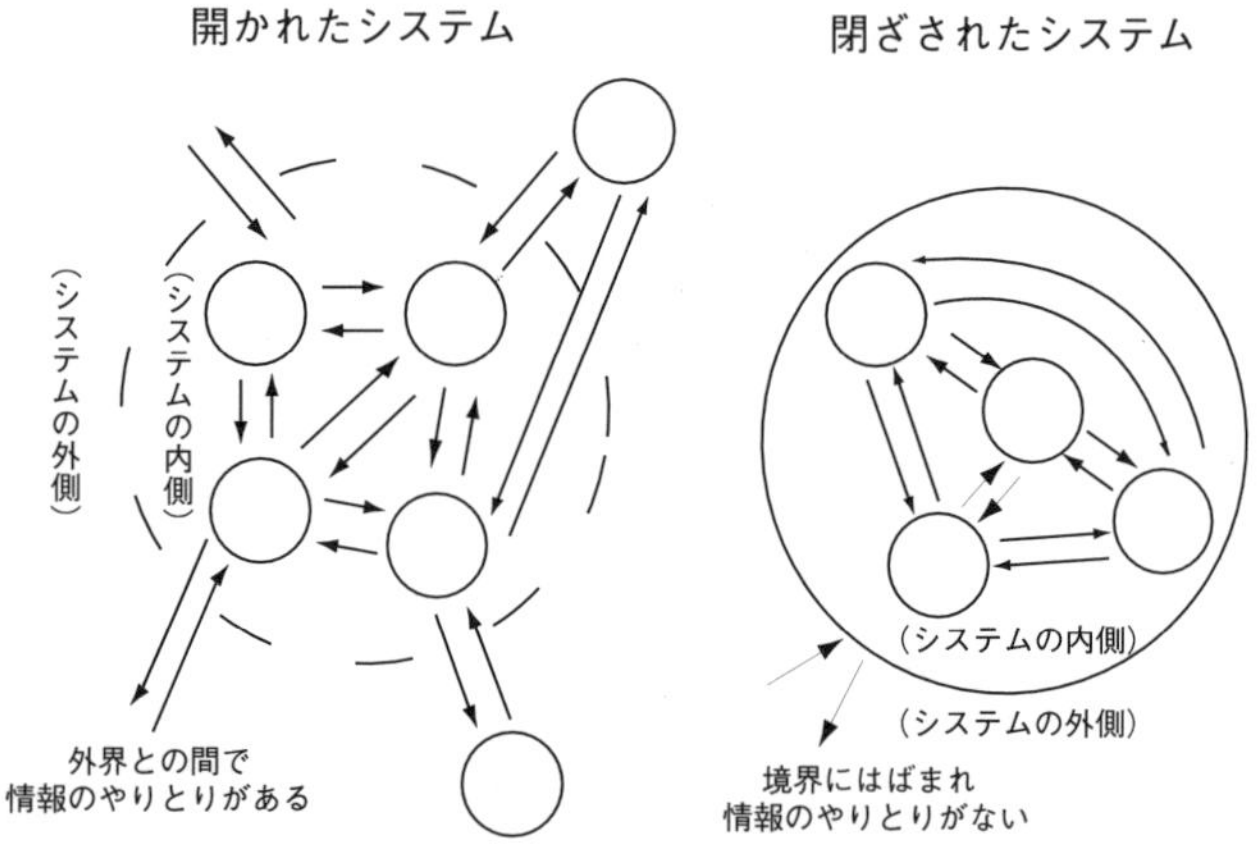

図１　開かれたシステムと閉じられたシステム

3・2・2　子どもを取り巻くさまざまな環境

家族がいろいろな環境に開かれた開放システムであるとは何かを理解するために、子どもの養育にこの問題を当てはめて考えてみましょう。我が子をできるだけ"よく"育てたいと願う育児熱心な夫婦がいるとします。彼らは一般に望ましいとされる家庭環境を整え、両親の関心とよい音楽、よい児童書などをさかんに子どもに提供し続けました。夫婦間の諍いもあまりなく穏やかな状態で子育てが行われたとしましょう。数年後、いったいどのような子どもが育つと予測されるでしょう。この問いに対する答えなど果たして存在するのでしょうか。当然のことながら、その回答はノーです。

ここ最近、人々に大きな衝撃を与える事件や事故に巻き込まれ、その後遺症を抱えて苦しむ人々の心の問題が一般に広く知られるようになりました。親が大切に手をかけ、なるべくいい環境を与えたいと願って育ててきた子どもが、たまたま不幸な出来事や自然災害、残酷な場面に巻き込まれて、人を信じる気持ちを失う例があるかも知れません。友人関係で大きな傷つきを経験することだってあるでしょう。その傷を克己心や肥やしにして、さらに大きく育つ子どもがいるように、打ちひしがれて前向きな気持ちを失う子どもも何人かいます。その子は、(子どもの問題と母親から受容されなかったことを結びつける理解によれば) 周囲から支えられること、とりわけ母親から受容される体験に

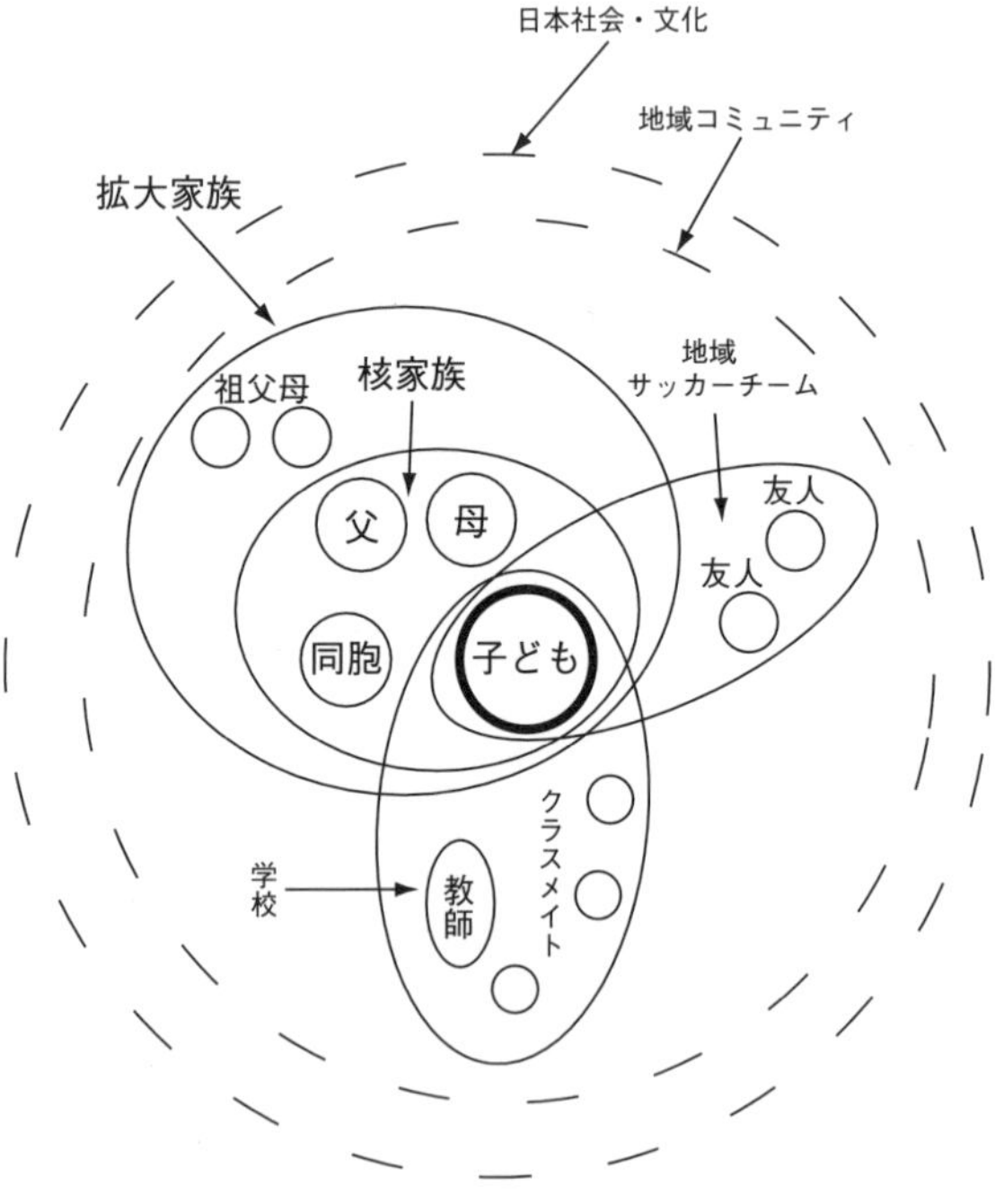

図2　こどもを取り巻くさまざまな環境

乏しかったのかも知れませんし、それなりに支えてもらっていたが、もともと感受性の強い子だったり、いくつものストレスが同時に彼（彼女）を襲う傷つきやすいタイミングにいたのかも知れません。

開放システムとは、あらゆる環境に窓口が開かれているということです。出入りする情報を統制することは誰にも出来ません。生きている文脈に身を委ねるしかない側面を私たちの生そのものが抱えています。それに、仮に周囲の環境を統制することがある程度可能だったところで、もろもろの出来事を受け止める子どもの個体差が大きい限り、ある子には好ましいと受け止められた働きかけが別の子には反感を掻き立てるような侵入的介入に感じられることだって少なくないでしょう。

この辺りで、次のような疑問が出てくるでしょうか。「それでは、なるべくよい子育てを心がける親の努力に意味がないというのだろうか。養育環境の質と子どもの成長は無関係だと言うのか。（母）親が自分のあり方を反省したり、子どもとの関係を振り返って内省を深める方向を、臨床心理学は長年にわたって推奨し、押し進めてきたのではなかったか。それをどう説明するのだろうか。」

確かにその通りです。いくつもの実践例が、細やかな親の関わりと子どもの健やかな成長が結びつきやすいことを示し、親の内省の深まりが子どもの問題改善に与える影響を示唆しています。ただ、ここで一つ付け加えておきたいのは、子どもの成長にとって親の存在は、無限に開かれている環境の一つであり、（もちろん非常に大きな影響力を持つものですが）唯一絶対の環境ではないという視点です。子どもが長ずれば長ずるほど、このこともまた事実です。子どもの変容にあたって（母）親の変化を期待するのも、それが絶対不可欠だからではなく、多くの場合、いくつかの方法の中で最も強力な影響力を持ちそうなものだから、だからその方法に期待するのです。（母）親の変化があんまり大変な道のりなら、他の方法を模索するほうが近道でしょう。これまでの親子関係について振り返るより、この先に出来る工夫を提案する方が役立つ場合もあります。出来ていないことに目を向けるより、出来ていることを確認する方が力を与えてくれる場合もあり、時には親子関係の変容をいったん横に置き、多方向に拡がる環境の中から、もっと可能性の高い窓口をほかに探してみるのがよいでしょう。一般に言われるように、「こんな子が育ったのは親の責任だから」とか、「そもそも歪んだ親子関係を正すために」（母）親カウンセリングが行われるのではなく、変容可能性の高そうな選択肢のひとつとして（母）親カウンセリングに期待するという姿勢が生まれなければならないでしょう。

「周囲の人々、とくに親御さんが子どもや自分と子どもの関わりについて考え、ご自身の対応を変えたり子どもに対する理解を深めたりする、そうするとその方の変化が影響して子どもが変わってゆくことがあります。そのためにも親御さんにお出でいただき、子どもとの関係で何か出来ることがあるか、一緒に考えてゆきたいと思いますがいかがですか。」

（母）親をカウンセリングに導入する時の説明として、私はこんな内容のことをお話しすることにしています。無責任に批判の眼差しを向けるのでなく、また、耳あたりのよい甘い言葉を意図的に選ぶのでもなく、この言葉がスムーズに口から出るとき、多くの親は安心して（母）親カウンセリングの枠組みに乗ることができるようです。

3・2・3　二つの視点を併せ持つこと

開放システムに関してもう一つの問題、セラピストがクライエントを理解するための視点について言及しておきましょう。週に一度の面接に再びクライエントがやって来た場面を想像しましょう。

彼（または彼女）は憂鬱そうな、少し怒ったような表情をしています。セラピストである私は、彼（または彼女）にとってこの一週間がどんなものだったろうと彼の日常に思いを馳せています。これまでに語り聞かせてくれたこと、気がかりに思っていることをいくつか思い出し、「仕事を辞めて約一か月が経つこの一週間を、彼はどんな気持ちで過ごしたのだろうか」とか、「家族から批判的なことを言われて感情を高ぶらせることがまた何度かあったのだろうか」、「そのうちの一回でも、そんな風に言われると嫌だという思いを伝えられたろうか」「それとも、いつものように怒りを爆発させて、後になって落ち込むパターンが多かったのだろうか」等々、いろいろな想像が拡がります。そんな想像をなるべくたくさん抱えながら「一週間いかがでした？」と問うのが一つの視点の定め方でしょう。この時のセラピストは、クライエントを開放システムとして捉え、彼（彼女）が置かれた文脈をなるべく広角で見渡し、その中にいる彼を捉えようとしています。クライエントは、一週間に起きた出来事や事態についてあれこれ言及するかも知れませんし、何か一つに限定した話を始めるかも知れません。クライエントに添うことで、セラピストは自分の目の高さと方向を定めることが出来るでしょう。

あるいはまた、「今週はかなりしんどくて、鬱々とした一週間だった」というクライエントの話を聞き、「この一週間のあなたの鬱々とした気分は、先回のカウンセリングの中で起きたことと関係がありませんか？　そこでなにかやり残したことがあったとか、私との関係で納得しがたいことが起きていたということはありませんか？」と尋ねる場合があります。クライエントの生活空間全体に広く目を向ける代わりに、たった一週間に一度の面接の中での出来事が、この間のあなたの感情と関連しているのではないかという仮説を相手に差し出すわけです。この時のセラピストは、開放システムの一部であるクライエントとセラピストの関係だけを切り取って、それがあたかも閉鎖システムであるかのように対応しているわけで、広角から焦点を絞り込んだ限定した見方を採用しています。親子関係や恋愛関係、深い友情やカウンセリング関係など、深いレベルで生じる関わりは特別に強い影響力を持つことがありますし、そんなときには、セラピストの絞り込んだ視点がクライエント理解に役立ちます。アクティングアウトや面接への遅刻・キャンセルなどが起きたとき、私たち心理臨床家がまず後者の見方を採用するように教えられるのにはこのような理由があります。実際の場面で果たしてどちらの視点がより有効か、理にかなったものであるかは、その都度、二つの視点を行き来しながら自分で決めなければなりません。カウンセリング関係と気分との因果的なつながりをクライエントから否定された時、セラピストは「私にはどうも何か関係があるように感じられるのだが」と伝えて閉鎖システムを想定したもの言いを続けてもよいでしょう。あるいは、もう少し視野を拡げてクライエントの生活空間で何が起きているのか考えなおしてもよいのですが、自分が採用している視点、見据えようとする範囲を自覚することが大切で、そのために、システムという観点を役立てることが出来るでしょう。

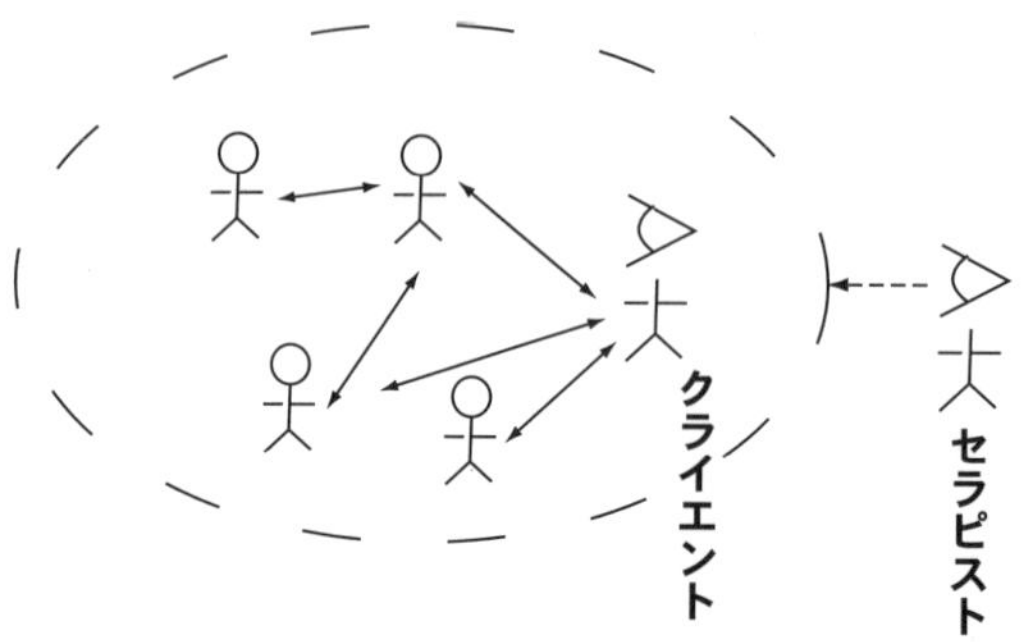

クライエントの語りから、クライエントの経験を
追体験しようとする時のセラピストの視点

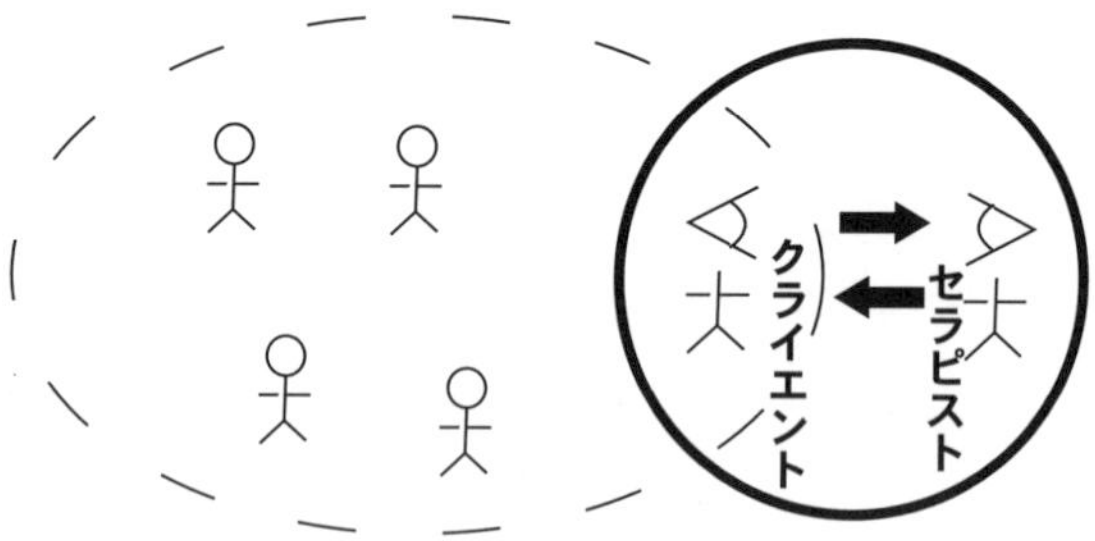

セラピスト―クライエント関係を閉鎖システムの
ごとくみなして、その中で起きた出来事としてク
ライエントの語りを受け取ろうとする時のセラピ
ストの視点

図３　２つの「セラピスト―カウンセラー関係」の図

3・3　システムの階層性

3・3・1　いくつものシステムがつらなって存在する

生物体システムは、なんらかの特徴に着目することでそれを構成するさらに小さな単位に分けることが出来ます。分けられた小さな単位は、もとのシステムの一部分だという意味で下位（サブ）システムと呼ばれます。下位（サブ）システムもそれ自体が一つのシステムです。システムとしての特徴を譲り受けていますから、これをまたさらに小さな単位のシステムに分けることが可能です。こうして分けられた何レベルかのシステムは、図4に示すように入れ子細工の状態でつらなっています。これをシステムの階層性と言います。

図4は、人間を中心にして上下につながるシステムの階層性を描いた図です。中央のまる（○）を鈴木太郎さんとしましょう。太郎さんはそれ自身が皮膚という境界膜で覆われた複合体（個人システム）で、独自の考えを持った一人の人間として機能します。同時に彼は、夫（父）として、妻（母）と二人の子どもと一緒になって鈴木家という家族システムを構成しています。夫かつ父としての太郎さんは、妻や子どもとの関係の中で、期待される役割や行動様式を取ったり（取らされたり）、期待されてはいないが長年の癖のようになっているお定まりの態度を取りがちです。そして一連の態度や行動は、

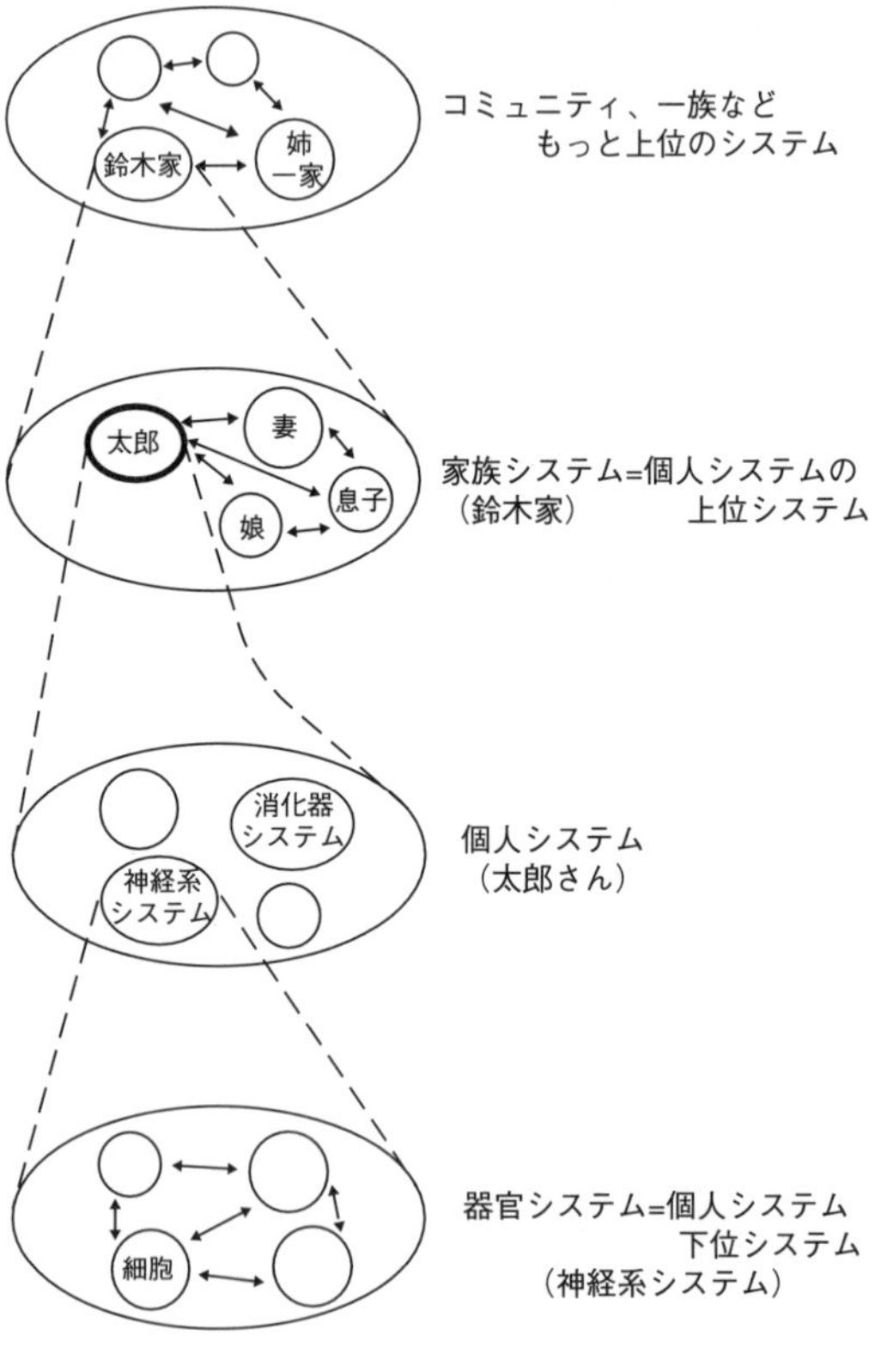
鈴木家
姉
一家
コミュニティ、一族など
もっと上位のシステム
太郎
妻
息子
娘
家族システム=個人システムの
（鈴木家）
上位システム
消化器
システム
神経系
システム
個人システム
（太郎さん）
細胞
器官システム=個人システム
下位システム
（神経系システム）

図４　システムの階層性

職場で太郎さんが見せる姿、一人でいるときの姿とも異なる統一性を示し、家族システムの一員としての太郎さんを特徴づけています。

このような意味で、家族は太郎さんの上位システム（スプラシステム）、そして太郎さんや奥さん、子ども達は、家族システムの下位システム（サブシステム）です。さらに太郎さん一家と太郎さんの親夫婦、兄弟姉妹達の家族が集まって、鈴木一族という親族システムを構成します。鈴木さん一家の近隣に住む何軒かの家族が集まれば、S丁目S番地の地域コミュニティのシステムが出来あがります。複数家族からなる大型のシステムがたくさん集まり、国家や国連など、より上位の社会システムが構成されます。

同様に、個人システムの下にもいくつかの下位システムが連なります。太郎さんが健康に機能するには、太郎さんに備わった神経系、消化器官、循環器官など、器官レベルのサブシステムが滞りなくそれぞれの役割を果たす必要があります。各器官はもっと小さな単位の臓器や細胞レベル、さらには分子や原子レベルのシステムに分かれます。

あるレベルのシステムの存続は、そのサブシステムの適切な機能に依存しています。太郎さん家族に子どもが生まれて家族メンバーが増える、あるいは若い成人が家を出て独立する人がいる、誰かが亡くなって家族メンバーが減るなど、サブシステムに動きが生じる場合がありますが、それぞれの機能がサブシステムの間で代行・維持されるなら、鈴木家というシステムに問題はなく一家が存続します。上位のシステムは下位のシステムを包含し、それが機能する環境を与えます。

3・3・2　一つの問題に対する複数のアプローチ

さてここで、鈴木家の十六歳の長女の花子さんが、食行動異常という問題を呈したとしましょう。ふとしたきっかけで始めたダイエットの後、いくら食べても満腹感が得られず、衝動的に食べ始めてもうこれ以上は入らないというところまでとことん食べてしまう、そしてひそかに吐くことを繰り返すようになってしまいました。食べる以外は、何もする気になれず、学校にもあまり登校していません。花子さんの不調を心配した家族が、花子さんを連れて何人かの専門家のもとを訪れました。それぞれの専門家は、花子さん一家に次のようなアドバイスを与えたと言います。

まず治療者Aは、過食という症状について聴きながら、自分に自信が持てない花子さんの様子に注目します。自尊心が低く、人から批判されたり拒否されることを執拗に恐れ、何でも相手の言いなりになって自分を押さえ込んでしまう。症状の背後の投げやりな気持ちを探ってゆくと、よい子の裏にそんな気持ちのあることと幼少時代から重ねた傷つき体験や失敗談が語られました。これ以上の失敗を避けるために神経を使い、自分がどう感じているのか、ますますよくわからなくなってしまったことなどが述べられました。今回の症状は、内面の空虚感やよるべなさを全身で表現していると捉えた治療者は、花子さんの状態をそのままに受け止め、より適応的な生き方と心の充足をともに探求することをカウンセリングの目標に掲げました。花子さんという個人システムが援助の対象に選ばれ、内省を主体とするアプローチが採用されることになりました。

第二の治療者Bは、花子さんのやせ願望がきわめて頑固で常軌を逸していると理解しました。食習慣の偏りが長く続いたために、認知（考え方）・感情・行動・身体の多領域にわたって問題が生じているにも関わらず、本人は事態の深刻さを全く認めていない点に注目します。まず、症状が慢性化することによって生じる問題について説明し、過食や嘔吐のコントロールと健康体重・食習慣の回復が共有されるべき目標であると伝えました。初めのうちはなかなか同意しなかった花子さんも、具体的な説明を根気よく続けた結果、我が身に起きている異常事態を認めるようになり、食生活のコントロールを中心とした入院治療が始められることになりました。

治療者Bは、花子さんのやせたいという願望、それを実現するために食生活に現れた問題行動という単位を援助対象に取り上げました。そして、食行動のコントロールの回復を足がかりにして、花子さんという個体の他の領域と彼女を取り巻く対人関係に働きかけを拡げてゆくという道筋が治療者Bの頭の中に描かれました。

また治療者Cは、花子さん母娘が治療者の目の前で繰り広げた相互交流に注目しました。母娘の関わりが、互いの心配や不安を鎮めるより、それをますます増幅して共揺れ状態を生み出していると見取った治療者は、来談意欲も不安も花子さん以上に高いことが明白である母親との面接に最初のエネルギーを注ぎます。母親の話を聞き、母親の不安を支えてゆくことが最初の治療目標として選ばれます。治療者の支えを得た母親は、花子さんの過食を現実の問題と認め、そのことについて娘と話せるようになってゆきました。

そして治療者Dは、治療者Cと同様、年齢不相応に密着した母娘の相互依存的な関わりに目を向けます。母親の孤独と抑鬱という問題が、母親から離れることに罪悪感を感じるという花子さんの問題に大きく関わっていると考えた治療者Dは、母娘関係の変化のために、父である太郎さんと兄を交えた家族面接を計画します。夫婦サブシステムの強化と夫婦関係の改善が主たるねらいです。両親の話し合いをはらはらしながら見守る花子さんに対しては、比較的淡々とした表情で独立した立場を保っていられる兄と話すことが勧められます。兄と妹という同胞サブシステムの活性化が同時進行で目指されることになります。

あるいはまた、同じ敷地内に住む父方祖父母の存在が、この家族に多大な影響を与えていると考えた治療者Eは、核家族に加えて祖父母も招くという少々大がかりな家族面接を計画するかもしれません。祖父母を交えて花子さんの問題について考えることが、誰が親で誰が親でないかの境界を皆の目に明確にしてくれるでしょう。

また、治療者Fが花子さんの通う高校のスクールカウンセラーなら、高校での花子さんの様子を知るために、花子さんの許可を得て担任やクラブの顧問、友人らとコンタクトを取るでしょう。花子さんが学校にやって来た時に校内のカウンセリングルームを居場所として使うことができれば、人的ネットワークの支援を得て、それほど「いい子」でない花子さんを育くむ仲間づくり・場づくりが進められます。

このように、一つの問題に対するアプローチはいくつも多様に考えられます。治療者A、Bは個人システムに着目したアプローチを採用し、治療者C～Fは、関係性や家族・学級という個人より上位のシステムに目を向けました。そのうちのどのアプローチが正しくどれが間違っているかなど、単純に判断することはできません。実際には、治療者の得意とするレパートリーと、来談した「その人」と「その家族」が、最も緊急に求めていること、受け入れられることとの関数として援助の筋道が決まります。「変化」への無理のない道を選ぶこと、そして、選んだアプローチがシステムのどの階層に働きかけるもので、その働きかけがどのような変化を生み、その変化は相互に関わり合う人々を巻き込んで他の階層の変化にどう発展するのかしないのかを見分けることが大切です。

3・4 円環的因果律による理解

3・4・1 二種類の因果律

・手に持っていたコップが滑って床に落ちた。粉々に砕けてしまった。
・でんぷんにヨード液を垂らしたら、紫に変色した。
・何日も何日も日照りが続いたので、とうとう作物の苗が枯れてしまった。
・最後に食事をとってからかれこれ十時間が経過するので、猛烈に空腹を感じる。
・耐水深度以上の水圧をかけたら、それ以来、時計の調子が悪い、などなど。

突然、突拍子のない例を持ち出して恐縮ですが、多くのものごとはこんな風に理解されるように、多くの人によって納得されます。閉ざされた系では、何が原因で結果として何が起こったかが明快で、因果関係を辿ることが容易です。けれども開かれた系では、関わりあうすべてのことがらが互いに影響を与えあいつつ機能するため、ものごとの流れを後追うことがかなり困難です。そのために開放システムでは、因果関係が曖昧で、ものごとの生起を円環的・循環的に辿るくらいしか出来ません。前者のような一方向性の原因と結果のつながりを「直線的因果律」と、そして後者のような多方向性、相互的なつなが

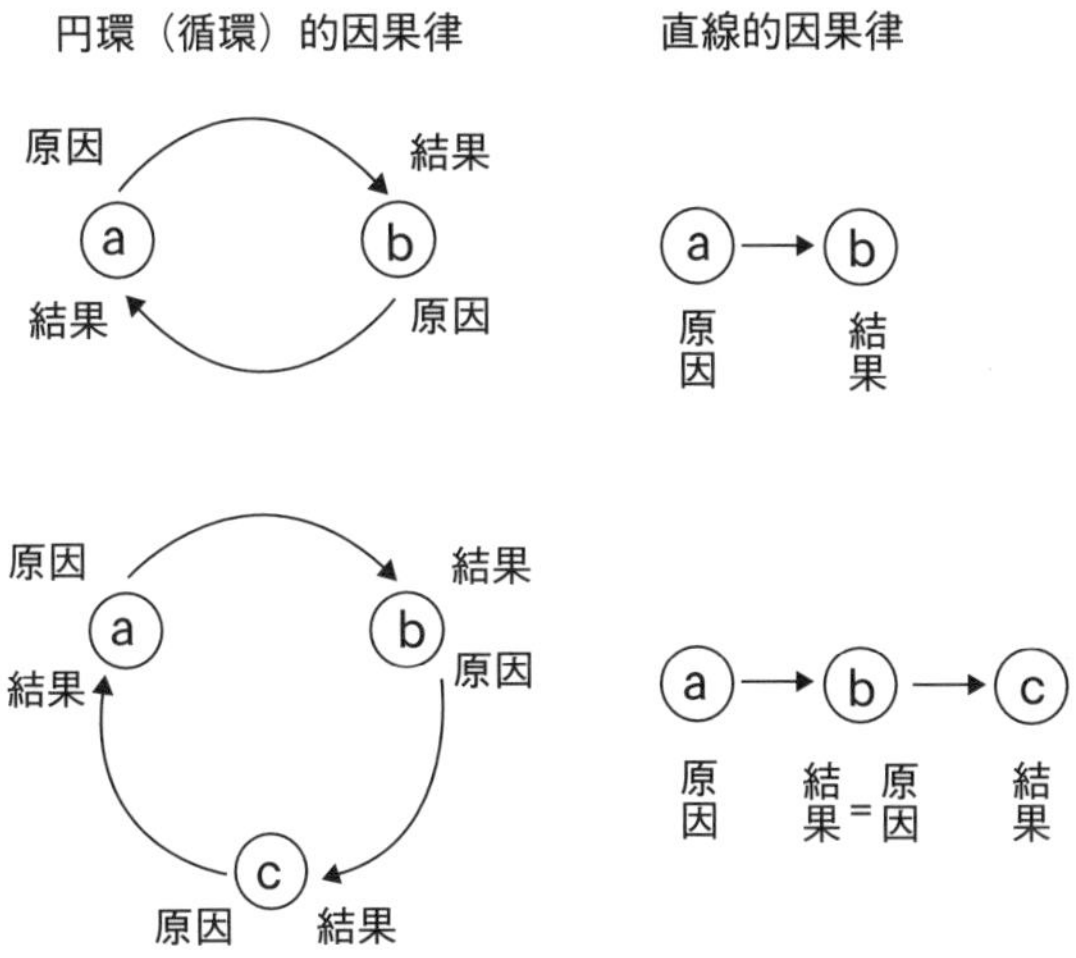

図５　円環的因果律と直線的因果律

りを「円環的（循環的）因果律」と言います。

近代教育の中で要素還元主義的な科学的ものの見方を身につけた私たちにとって、原因ー結果が明快な「直線的因果律」は、慣れ親しんだ違和感のない思考法です。それに対して、「円環的因果律」で考えることは、なにやら不明瞭でいい加減なものに感じられ、居心地の悪さを味わう人も多いようです。とくに不安が高まったりストレスを感じる状況では、明確な答えが欲しい、何かを納得したいという私たちの期待が高まります。そのため、実際は円環的因果律でものごとが生起しており、円環的に理解すべきところ、わかりやすい直線的因果律を無理矢理に持ち込んで、理由や原因にあたるもの探しに熱中するということが起こりがちです。

3・4・2　日ごろ陥りがちな理解

日ごろ陥りがちな直線的因果律による理解にどのようなものがあるか、いくつか例を挙げてみましょう。

例えば、

・「夫がむやみに子どもを甘やかす」→だから→「子どものわがままが助長され、私の言うことを少しも聞かない子どもになってしまった」。

・「親が学校に行けとうるさいことを言ってきた」→だから→「そろそろ学校に行かなくては、と思っていた気持ちがすっかり削がれてしまった」。
・「母はあの頃から少しも変わっていない」→だから→「僕は今でも子どもの頃の母の仕打ちを許すことが出来ない」。
・「夫が妻との話し合いを避ける」→だから→「妻がヒステリックに夫を追いかけ回す」。
・「このクライエントはこちらを操作してくるやっかいな人だ」→だから→「あまり巻き込まれないように、相手の言うことを聞きすぎないようにしよう」などなど。
私たちの身の周りには、この種の直線的因果律によるものごとの解説がごろごろと転がっています。

言葉遊びさながら、それぞれの文の矢印の方向を逆転し、いくらか補足文を加えて全文を読みかえしてみましょう。
・「わがままが助長され、私の言うことを少しも聞かない子どもになってしまったと嘆く妻が子どもに冷淡に接する」→だから→「(かわいそうに感じた) 夫がむやみに子どもを甘やかす」。
・「そろそろ学校に行かなくては、と思う気持ちが (子どもの中で) すっかり削がれてしまっているようだ (と親が感じた)」→だから→「(心配になった) 親が学校に行けとうるさいことを言った」。

・「僕は今でも子どもの頃の母の仕打ちを許すことが出来ない（と息子が感じている）」→だから→「母は（子どもに弱みを見せるわけにゆかないと思い）少しも変わることが出来ない」。

・「妻がヒステリックに夫を追いかけ回す」→だから→「夫が妻との話し合いを避ける」。

・「（セラピストが）あまり巻き込まれないように、相手の言うことを聞きすぎないようにしよう（と思う）」→だから→「このクライエントはこちらを操作してくるやっかいな人だ（と思えるような形でクライエントは自分のしんどさを訴えざるをえない）」。

いかがですか。こんなふうにしてみると、ある人がとらえた因果的つながりが、別の人にとっては全く逆転して理解される可能性があること、そして、ある原因（a）によって生み出された結果（b）は結果であるに留まらず、次の瞬間に原因（b′）となって周囲のものに影響を及ぼして結果（a′）を引き起こしている、さらにそれが（a″）という原因となって結果（b″）を生み……、という具合に、循環的相互影響関係が無限に続く様子が納得されるでしょう。

3・4・3　対人的な問題は相互影響関係の中で起きている

現実の相互影響関係は、もっと多くのことがらと、多くの人々を巻き込んで複雑です。先述の文章から一つを例にとりその詳細を想像してみましょう。例えば、次のような連鎖が見えてきます。

「夫がむやみに子ども（仮にケンタと呼びましょう）を甘やかす」→だから→「子どものわがままが助長され、私の言うことなど少しも聞かない子どもになってしまった」という認識を持って、妻が暮らしています。妻から見ると「子どもを甘やかす」典型と思えるような夫の「困った行動」が、今また一つ、生じました。ケンタにせがまれて、高価なおもちゃを週末に買ってあげるという約束を、夫が妻の了解も得ずに取り交わしてしまったのです。その様子をかいま見た妻は「これだ、夫のこのやり方が問題なのだ」と確信し、非難のまなざしで夫を見つめます。夫は、そんな妻のサインに気づきません（あるいは、気づいているのですが、敢えて取り合おうとしません）。むしろ母の顔色に敏感になっているケンタが非難のまなざしを読みとって不安な気持ちを高めます。落ち着かなくなったケンタが母親に近づき、ごちゃごちゃと難癖をつけ始めます。それを受け止めてもらうことで気持ちの安定を図ろうとしているようです。残念ながら母親はそんなケンタの様子を歓迎せず、父親にみせつけたい気持ちも手伝って、いつも以上に厳しい甘えを許さない態度で子どもに接します。甘えを拒否された子はさらに母親にまとわりつき出して、とうとう、テーブルの上のジュースの瓶を倒してしまいました。
ケンタ：「僕知らないよ。僕のせいじゃないもん、お母さんが悪いんだ」
　しまったと感じて大いに慌てたケンタは、とっさに責任回避的な言葉を吐いてしまいます。それを聞いた妻はさらにかあっとなって、
母：「知らないじゃないでしょう、あんたのやったことでしょう。どうしてそんな嘘をつくの、あんたは。人のせいにしてばかり！」と強い調子でケンタを怒鳴りつけます。痛いところをつかれた子どもは「嘘なんかじゃないもん。お母さんが悪いんだもん。」と大声で反抗し、両者の言い合いはますますエスカレートします。二人の声に驚いたのか、ずうっと静かに眠っていた赤ん坊が泣き出してしまいます。最後にはとうとう夫まで語気を荒げて「ああ、もううるさい！　疲れているのにいい加減にしないか。ケンタもうごちゃごちゃ言わないでお父さんの方に来ていなさい。」と言って子どもを連れて部屋から出ていってしまいました。後に残された妻は、心の中で「夫はなんてケンタに甘いんだろう。私が正しいしつけをしようと思っている時に、いつもこうやって私の邪魔をしてくるんだから。」という思いを強めます。「自分の責任を放棄することは、人として決してやってはいけないことなのに。」このことをどれほど強く自分の両親が自分に課し

てきたか、それに応えようと子ども時代の自分がどれだけ頑張ったかが想起され、「責任放棄」という言葉とそれを巡る個人的なイメージが怒りの気持ちと混じり合い、妻の心の中をぐるぐると駆けめぐります。そして子どもはといえば、「いつでも責任を放棄する自分」というストーリーが現れたり消えたり、ふわっふわっとしたつまみどころのない幽霊のような姿で子どもを脅かし始めます。

これは単なる創作にすぎません。が、このような現実は少なくない、というのが私の意見です。色々な出来事が連鎖反応的に生じている状況で、何が原因かをつきとめることはできません。それはどこか一部を切り取って捉え、それにこちらの読みとりたいような形で「原因」、「結果」の句読点をうつこと、あたかも単純な因果関係であるかのように細部を切り落とすことだと分かるのではないでしょうか。誰か一人、何か一つの原因が事態を動かしているわけではありませんし、次の連鎖のきっかけづくりをするという意味では、全ての人、全てのものごとが全体を決定する一端を担っています。裏を返して言えば、すべての人、すべての些細な出来事が全体を変える可能性を握っています。もし妻が、子どものもの言葉を無碍に叱りつけなかったらどうだったろうと考えてみてください。もしまた、子どもが責任回避的な一言を言わなかったら、妻が非難の目で夫をにらみつけなければ、そもそも夫が子どもとの勝手な約束を取り交わさなければ…。このうちのどこか一つでも異なっていたら、この家族は今とは異なる現実に生きることになったでしょう。

直線的因果的で見ることがいつでも間違っていて、そうしてはいけないと言っているわけではないことにも留意してください。それぞれの人の心に照らしてみれば、その人が読みとった意味や流れが確かに存在し、それは誰にとやかく言われる筋合いのない、その人のものの見方なのですから。ただ、一つの直線的因果律による解説を採用すると、ものごとの見方の固定化が容易に生じやすいこと、集団の中の力の差によって、より発言力や支配力の強い人の因果律による解説が、唯一絶対の真実であるかのように一人歩きしがちなことを覚えておきましょう。相談を始めるとき、家族やクライエントがあるつの直線的因果律を突きつけてくることがあります。関係調整を志す者として、すでに打たれた句読点を外すことが出来るとよいと思いますし、どうしても何らかの句読点をうつ必要があるなら、なるべく害の少ない、問題の原因や犯人を特定化したりスケープゴートを作らないような句読点の打ち方を選ぶことが大切です。

3・4・4　よい循環が生まれるとき

先ほどの創作事例と、反対方向の流れが生じた例をあげてみます。

ある時、「子どもが変わった」とうれしい報告をしてくれた夫婦がいました。お互いを責め合い、傷つけ合う長い時を経て、批判をしないで子どもを受け止めてあげたいと語られた数回後の面接でのことでした。

「子どもに言った一言が拒否されなかったんです。なにか『心配かけてごめん』と、今まで聞いたことがないような言葉があいつから返ってきましてね。」と、半信半疑の父親がぼそぼそと語ります。母親の言葉が続きます。

母：「たまたまあの子の機嫌がよかっただけなのか、すぐにまたいつもの不機嫌な顔に戻ってしまうのかも知れないですけれどね」と前置きしながら、「うれしいというか、とにかくびっくりしたので私が『ごめんなんてそんな水くさいこと言わなくていいのよ』って言ったんです。この人もいつものようなひどいことを言わずに黙って聞いていてくれたんですが。いつもみたいにかーっとならないって言うか、穏やかな感じで少し話が続いて・・」。

そんな報告が何回かなされて、しばらく時間がたった頃の父親の言葉です。

父：「始めに変わったのはどちらだったのかなあ。息子が苛立たなくなったから、母親も随分ほっとして気持ちが楽になったし、私たちの言い争いも減ったわけです。でも息子に言わせると、私たちの嫌みや言い争いが減ったから、自分も親への態度を軟化させたんだって言うかも知れません。」

家族に生じたよい方向への変化を、こんな調子で語ってくださる方は少なくありません。そしてそれは、私が何よりうれしいと感じる変化のプロセスの始まりです。

繰り返しになりますが、変化を生み出すには、どこを変えてもよい、誰から始めてもよいわけです。たった一つ生じた小さな変化が関係性を伝え、周囲のものに影響を及ぼしてゆくでしょう。セラピストの仕事は、変化のきっかけづくりに専心することです。小さな変化を見落とさないこと、敏感でいながら恐がりすぎないこと、そして、システムのいずれのレベルも停滞して身動きが取れない状態なら、まずは援助者として家族システムに加わったセラピストその人が変わろうと試みるのがよいでしょう。

3・5 形態維持と形態発生

3・5・1 システムの同一性を維持する傾向

生物体システムには、システム内外で起こる絶え間ない変化に対応して安定状態を維持しようとする傾向が備わっています。そのためにシステムによって用いられるのが、「形態維持（モルフォスタシス）」と「形態発生（モルフォジェネシス）」という二つの対照的な動きです。

内外の変化がいろいろ生じている中で、システムとして不変化を貫き、同一性を維持しようとする傾向を形態維持と言います。例えば、思春期の娘の友人関係をめぐって、母親と娘が家の中で口論を始めた場面にお邪魔してみましょう。娘の友人を批判し、干渉を加える母親に向かって、娘がさかんに抗議を唱えています。はじめのうちは冷静な口調で受け答えてきた母親も、娘からの厳しい抗議を受け、次第に戦闘態勢に入ります。語気の荒い言い争いが始まってそれがますますエスカレートします。やがて母親か娘のどちらかが、あるいは二人とも立ち直れないほど傷つくのではないか、両者の関係はもう二度ともとに戻らないのではないかという不安が私たちの脳裏をかすめ始めます。セラピストたるもの、ついついしゃしゃり出ていって手遅れにならないうちに事態の収拾に努めたいような誘惑に駆られますが、そんな気持ちをこらえて、ここはもうしばらく、観察者に徹してみましょう。果たしてどんなことが起きるでしょうか。

よくあるのは、二人のうちのどちらか一方がふっと（あるいは捨てぜりふを残して）その場を離れ、自分の部屋に引き上げてしまうことです。誰か他の家族メンバーが体調の悪さを訴えたり何か別の問題を持ち出してきて二人の間に割って入ってくる、なんていうのもあります。そのような動きをきっかけにして、多くの場合、さきほどからの母娘の言い争いに終止符が打たれます。その後しばらく、互いに口をきかない時間が流れますが、やがてどちらからともなく寄ってきて母娘の交流が再開されます。

家族の緊張感があるレベルを越えたところで、何かのスイッチがはずれ、母娘の言い争いに注ぎ込まれていたエネルギーが母と娘のぞれぞれにさあっと戻っていったかのようです。あるインターバルをおいて、二人の交流が再開されると彼らの関係に再びエネルギーが流れ始めます。バケツに水が少しずつたまってゆくように、両者の緊張感がまたじわじわと高まり始めるでしょう。その様子は、あたかもある程度以上の変化を抑制する機能がシステムの内部に備わっていて、家族メンバーが連動してその機能を発動するかのようです。エネルギーの高まりに呼応して発動し、結果的にさらなる変化を抑止する働きを形態維持の機能と言います。システムの変化に対してマイナス方向の力を加えるという意味で、ネガティブ・フィードバックと呼ぶこともあります。

3・5・2 システムの発達を後押しする傾向

これに対して形態発生は、口論が一定限度を超えることが何度か繰り返された末、これまでのスイッチが切れるような動きとは異なる、もっと大きなレベルで動きが生じることを意味します。娘が荷物をまとめてこの家を出てゆこうという決心をする、あるいは、根負けした母親が娘に対する干渉を断念してもっと大きな自由を娘に認めるようになる、などがその例でしょう。「親は子どもの行動についてよく知っておくべきだ」、「子どもは、母親の眼鏡に叶うような友人とつきあうのがよい」といった、これまでの家族の決まりごとが捨てられ、発達段階でいうともう一段上のステージの関係様式が採用されます。「子どもの友人関係に親は口を出すべきでない」「子どもの意志決定が信頼され、尊重される」という方向で家族の相互関係が再編されれば、家族を悩ませてきた問題は解消します。また別の種類の緊張状態が生じるまで、家族システムはしばしの安定期を迎えることが出来るでしょう。システムの変化と再編を促すという意味で、この形態発生の機能はポジティブ・フィードバックと呼ばれることがあります。

表1に家族のライフサイクルの表をあげておきました。個人発達と同じように、家族もまた誕生からその死に至るまで、いくつかのステージを経てより高次のシステムへと発達変化する存在です。形態維持・形態発生の二種類が相補って力を発揮し、ある時は同一の発達段階に留まり、また別の時にはいよいよ次のステージに進むことが決まります。変化の過渡期には二種類の力がせめぎ合い力比べをするわけですから、その時期、システムはまさにクライシスを迎えます。形態維持の力が強ければ強いほど、形態発生も強力な力を、ほとんど暴力的と言えるほどの力を発揮してシステムの均衡をうち破らなければなりません。先の例で言えば「娘が家を飛び出してもう二度と戻ってこない」「母親に二度と立ち直れないほどの罵声を浴びせかけてようやく母が娘を手放す」など、

表1　家族ライフサイクル

ステージ	家族システムの発達課題	個人の発達課題
1. 家からの巣立ち（独身の若い成人期）	・源家族からの自己分化	親密性VS孤立 職業における自己確立
2. 結婚による両家族の結合（新婚期・家族の成立期）	・夫婦システムの形成 ・実家の親とのつきあい ・子どもを持つ決心	友人関係の再編成
3. 子どもの出生から末子の小学校入学までの時期	・親役割への適応 ・養育のためのシステムづくり ・実家との新しい関係の確立	世代性VS停滞 第2世代 基本的信頼VS不信 自律性VS恥・疑惑 自主性VS罪悪感
4. 子どもが小学校に通う時期	・親役割への適応 ・子どもを包んだシステムの再調整 ・成員の個性化	世代性VS停滞 第2世代 勤勉さVS劣等感
5. 思春期・青年期の子どものいる時期	・柔軟な家族境界 ・中年期の課題達成 ・祖父母世代の世話	第2世代 同一性確立VS同一性拡散
6. 子どもの巣立ちとそれに続く時期：家族の回帰期	・夫婦システムの再編成 ・成人した子どもとの関係 ・祖父母世代の老化・死への対処	第2世代 親密性VS孤立 （家族ライフサイクルの第一段階）
7. 老年期の家族の時期：家族の交替期	・第2世代に中心的な役割を譲る ・老年期の知恵と経験を包含	統合VS絶望 配偶者・友人の喪失 自分の死への準備

（家族ライフサイクルと発達課題；平木、1998より一部変更）

行き過ぎた形態が選ばれがちでしょう。形態発生が形態維持の力に屈して「いつまで経っても母親の保護下を抜け出せない娘」となり、それ以上のシステムの発達が断念されます。望ましい変化は破壊・解体と紙一重ですし、システムの安定は時に発達停止を意味しかねません。家族システムの不安が適度なレベルに抑えられるといいと思いますし、個々のメンバーの変化に対するニーズがそう遠からぬ時期に同時進行することが望まれます。ここのメンバーの状態はどうで、誰が変わりたいのか、変わりたくないのか、どんな条件が整えば、皆が変化に合意できるか、これらに対する答えを、家族員全員の状況に照らして見つめることが家族に求められます。

4　家族を結びつける絆

ここから先は、システム論一般から歩を進めて多世代派理論、とりわけナージのコンテクスチュアル・アプローチ（文脈療法）を中心に話を進めます。第4章では、家族メンバーを相互に結びつけるもの、言うならば家族の絆について考えましょう。家族の絆がどのようにして生まれ、どんな性質のものとして育つのか、どのようにして個人を拘束し、あるいは支えるものになるか、そして両者の違いは何によって生じるのかなど、考えてゆきたいと思います。

4・1　ナージのコンテクスチュアル・アプローチ（文脈療法）

4・1・1　ナージその人

ナージ（正式にはBoszormeyni-Nagy）は、ハンガリー生まれの精神科医です。ボーエン、サティア、ウィタカーらと共に家族療法の創設期を担った一人で、コンテクスチュアル・アプローチ（文脈療法）と呼ばれる独自のアプローチを作り上げました。文脈療法は、ボーエンやフラモらとともに、家族の発達的・歴史的側面を重視した多世代理論の代表格とされます。遊佐（1984）の引用によれば、ナージは米国家族療法のパイオニアとして第十位にあげられる存在ですが、八〇年代に入ってから盛んに家族療法が輸入された日本では、残念ながらいくらかの例外を除いて、ナージについても文脈療法についてもあまり多くを知られることなく今日に至っています。

ナージその人は、生まれ故郷のハンガリーでしばらく精神科医として活躍した後に、一九五〇年代、自身の中年期にアメリカに渡りました。渡米後の一九五七年には、ペンシルベニアにあるクリニックの院長になっていますが、この頃から、当時のアメリカ精神医学の影響を受け、援助の対象を個人からカップルや家族へと拡げる試みに身を投じていったようです。ボウエン、サティアらと親交を深める中で、このように変化の原動力として内省を重視することに加え、人々の実際的・具体的言動の交流にも視野を拡げて、家族療法の実践を積み重ねるようになりました。ナージが家族療法家として頭角をあらわすのと並行して、このクリニックも、家族療法の先駆的研究所として知られるようになっていったそうです。

4・1・2　コンテクスチュアル・アプローチの特徴

精神科医としての初期訓練をヨーロッパで受けたことは、ナージ理論に、ヨーロッパ精神医学やヨーロッパ哲学の影響を色濃く与えました。とくに、精神分析における分析家―患者関係の母性的雰囲気を強調したフェレンティと、その弟子であり、早期母子関係を重視して調和的相互浸透的渾然体と称する治療状況や治療関係の創造に尽力したバリントからの影響は多大で、セラピストとクライエント（あるいはクライエントとしての家族）が作り上げる治療的場の質的側面への強い関心は、ナージの中で生涯にわたって続いています。さらに実存哲学から学んだものも多く、著書のあちこちにブーバーの名が引かれています。我と汝の関係や、独自に生きるとは何か、個人の尊重などといった問題を探求し続けて、現在、その哲学的・思索的傾向はますます健在だそうです（注：二〇〇〇年にナージを訪ねた平木氏の直接的教示による）。

状況的・時代的・個人的ないくつかの要因が重なり、ナージ理論は、個人精神療法と家族療法、そして分析的アプローチとシステム論のちょうど中間に位置付くような理論として生まれました。クライエントの過去を振り返るのはそれを今後の人生に役立てるため、そして、過去の失敗にとらわれるより、この先、出来ることに目を向けようとする意味で未来志向的であり、精神病理より個人や集団に備わる能力や健康さを重視するという意味で資源志向的であること、さらに、内省に加えて実際に行動すること、言動を発することを奨励するといった点では従来の分析的精神療法と一線を画す特徴を備えています。そして、対人関係（インターパーソナル）の側面ばかりでなく、個人の精神内界（イントラサイキック）の問題と個々人にとってのユニークな意味を尊重する点で、同時代の「新しい」システム論とも異なっていました。関係性と個人の内的プロセスの両方に目を向けようというのがナージ理論の最大の特徴であり、そのため、今ここでのやりとりや関係だけに介入するある種のシステム論に対しては「非人間的である」として終始、批判の目を向けてきました。精神分析から関係療法へと移行していったものの、決して行き過ぎることがなかったといえましょう。ダイナミックな介入がもてはやされたシステム論全盛時代には、これらの中庸性を理由に、システム論としていささか中途半端だという批判を受けることがあったようですが、個人の内面や個々人が託した意味やストーリーに改めて光をあてることがシステム論全体に求められている今、ナージのコンテクスチュアル・アプローチは再度、省みられるとよい理論だと考えることが出来ます。それでは、ナージの語る概念を親子関係の理解から見てゆきましょう。

4・2　コンテクスチュアル・アプローチが理解する親子関係

4・2・1　親子関係の非逆転性

ナージによれば、親子の関係は本来的に非対称的な、逆転することのできない性質のものです。養育は、そもそものはじまりの時点では〝親（大人）から子〟に与えられるものであり、〝子が親〟に何かを与えることではありません。

生後間もない子どもの生存は、恐いほど多くの部分が周囲の人々の手に委ねられています。ミルクを与えられたり、排泄の世話をしてもらうことなしに、赤ん坊が生き続けるのは困難です。養育者は、生まれた子を容易に飢えさせることができますし、身体的精神的に傷つけることをいとも簡単にできる力を持っています。人間の赤ん坊は、他の動物以上に脆弱で傷つきやすく、たとえ彼らが、（近年の乳幼児心理学が明らかにしたように）従来考えられていたよりはるかに鋭敏な感覚能力や識別力を備えているとしても、こと生存に関しては全面的に他者に依存していることが事実です。

大人達は、子どもを持った瞬間から、男親も女親も等しく子どもに対する養育責任を担います。それは、逆転させることも出来なければ、嫌だといって拒否することもできないはずのものです。

幸いなことに、「多く」の親たちは実際の養育行動によってこの親の責任に応えます。ここでいう養育行動は、もちろん完璧である必要はありません。ウィニコットの言う〝グッドインナフ　good enough（充分によい）〟という程度を思い浮かべていただくとよいでしょう。〝素晴らしい〟とか、〝大変よい（ベリーグッド）〟必要はなく、適度によければ

（グッドインナフであれば）「一般的には」それでよく、この適度によい養育を大切な栄養素に変える力が多くの子ども達に潜在的に備わっています。

ここで、「多く」の親、「一般的には」という言い方をした点に留意して下さい。子どもの側、大人の側それぞれに、「多く」の場合とか、「一般的」と表現される範疇に入らない例があることも事実です。例えば、ここ最近、極めて頻繁にマスコミに報道される話題となってしまった養育放棄（ネグレクト）や虐待は大人側の例外の代表格でしょう。子どもを生んだ時点で自動的に伴ってくる養育責任に大人が適切な養育行動をもって応えない、応えないどころか破壊的な関わりをしてしまいます。もう一つの例外としては、子どもが特別に脆弱な体質に生まれついたり、備わってよいはずの抵抗力が備わっていない、あるいは知的・身体的障害を抱えている等の事情が子どもの側にある場合です。このような場合には子どもの側の受け取る力が弱いのでグッドインナフ以上に慎重で手厚いケアが養育者に求められるということがあります。このどちらも、ナージが「多くの場合、これこれこんなことが一般的には期待される」と述べる範疇に収まらない例と抑えておいてください。収まらないには収まらないだけの人間的な必然性があるというのが、病理より成長モデルを志向するナージの基本的前提ですが、これについてはまた後ほど言及しましょう。

4・2・2　子どもから親への返礼

親からケアを受けることで子ども達は関係の中で少しずつ成長します。ある子は非常に豊かなケアを受け、別の子は生きるためにぎりぎり限度のものだけもらうという不公平さが現実には存在しますが、そんな不公平さにも関わらずこの世に生み出した人々であること、初期の生存を保証した存在であることの意味は大きく、子ども達は与えられたもの、してもらったことに対して、自発的に返礼しようとし始めます。

返礼の方法は子どもの年齢と能力により、さまざまです。例えば、最初はミルクを飲ませてもらった時やおしめを換えてもらった時に満足そうな表情をする、うれしそうな笑い声をあげることだったりします。子どもの満たされた様子に、多くの親は喜びやうれしさを感じ、やってあげたことが報われる感じを味わうでしょう。もっと成長した子ども達は、自分が見つけた美味しいもの、興味をそそられるものを親に差し出し、それを分かち合おうとします。気に入っているおもちゃをはいっと言って手渡す、面白いものを見せる、自分の食べ物の一部を親の口に運ぼうとする、等々です。「どうもありがとう」という気持ちでそれを大人が喜んで受け取れば、子どもはうれしくなってさらに得意気に何か相手のためになることをしようとするでしょう。

子どもの成長と共に、返礼の仕方はさらに複雑で多様になります。同時に、親子関係の非対称性が薄れ、子どもはもらう一方の存在から与えることが出来るものに昇格、親も与える一方から与えられることもある存在となって、親子の関係は相互互換的、より対等なものへと変化してゆきます。このような意味で、生まれてからある程度以上の時間が経った親子関係は、対称性と非対称性の両方の性質を必ず併せ持つと理解できるでしょう。成長のプロセスで〟与えられる〟と〟与える〟の二種類の関係がどんな割合で存在し、どんなバランスを取ってきたかを捉えておくことは、親子関係の質を捉えるための大切な視点です。

解説風に付け加えると、親子関係についてのこのような理解は、数あるシステム論のなかでも非常にユニークなコンテクスチュアル・アプローチの特徴です。力動論やフェミニスト・セラピーらがシステム論を評して、「家族システムや社会システムを構成する個々のメンバーの力の差を考慮していない、その正当な評価なくしては、現存する社会構造や力関係の温存に荷担するだけで、社会そのものを変革する原動力にはなりえない」と批判した経緯があります。システム論が関係の相互互換性、対称性を前提に展開されたものだとすれば、人の一生の最初期と最終期という、とりわけ生存の鍵を他者に委ねた関係においては二者の絶対的な力の差を意識しておくことが必要です。

4・2・3　子どもによる親役割の代行

親から与えられる関係がメインであるはずの子ども達が早々に与える側に回るという形で、親子関係の逆転が起こることがあります。親の養育能力が不足しているとき、特別な事態が生じていて大人達の心がそのことで手一杯になっているとき、子どもが自分で自分自身を慰めたり、子どもの方がまるで親でもあるかのように現実の父母を気遣う状態を想像して下さい。親子が逆転したこのような状態をコンテクスチュアル・アプローチでは親役割代行（parentification）と称します。そしてそれは、子どもにとって破壊的以外の何ものでもないととらえ、援助者はこのような状態におかれた子に特別な注意を払うのがよいと論じます。

家族療法のもう一人の大家であるミニューチンは、同胞のとりまとめ役や、夫や妻代わりの話し相手を努める特別に頼りになる子どもをペアレンタルチャイルド（親的な子ども）と名付けました。実年齢以上に大人にさせられた子どもという点で共通性のある概念ですが、前者は、生きる活力を他者からもらえない子どもの姿に大いに目を向けていますし、後者は、親の威を借りて身の丈以上の力を手に入れた子どもの状態を捉える概念となっています。そのため後者では、指導力や支配性を試す機会に恵まれるという肯定的な側面も指摘されますが、ナージのいう親役割代行は、親の威を借りようにも借りる親が親として実際に機能していない状態、子が示す慈しみによって大人の側が支えられ、子どもが払っている犠牲に目を向ける余裕を失っている点を強調します。

例えば、私が文脈療法を学んだグルンバウム女史は、彼女に身近な問題としてホロコーストのサバイバー（生き残り）の子ども達の問題を語りました。収容所でこの世の地獄とも言える場面を体験した人々は、そこからなんとか無事に生還した後も慢性的な鬱状態や不安、パニックを後遺症に持つことが多く、たくさんの犠牲者の中でなぜ自分だけ生き残ったのかという罪悪感に苛まれがちです。いわゆるＰＴＳＤと言われる症状が次々と彼らを襲うわけですが、そんな彼らに育てられる子どもは、得体の知れない壮大な不安や苦しみと戦っている親、その親を揺さぶるだけの力のない自分を否応なく意識し、何をしても彼らの心を振り向かせることが出来ない、手が届かないという無力感を積み重ねることが少ないと語りました。平穏な親子関係で、子どもが笑った、寝返りを打った、一言しゃべったしゃべらないと大の大人が一喜一憂する姿を見せることは、子どもがかけがえのない大切な存在であることを伝える何よりの好機で、子どもに対する大きなプレゼントであることがわかります。喜び、はらはらし、腹を立てる親を見ることと、感情を衝突させたり共鳴させる体験を通して、子ども達は、かけがえのない私とかけがえのないあなたという感覚を身につけてゆきます。

得体の知れない苦しみに悶々とする親の横で、親の悲しみを和らげよう、涙を拭いてあげようとする子ども、長じては親の喜びそうな言葉をかけてあげる子どもの姿に触れることがあります。もし彼らが、親にも気づかれず誰にも認められず人知れずそんな行為を重ねているのだとすれば、それは自身の心のエネルギーを燃やして明かりを採り続けるようなものでしょう。少し前の事件で、保険金目当てで実母から殺害された中学生が親に宛てた感謝の手紙がマスコミによって報道されていましたが〝やさしくしてくれてありがとう〟〝生かしてくれてありがとう〟という感謝の気持ちを敢えてあらわさざるを得ない子どもの現実はどれほど過酷なものでしょうか。そんな風に考えると、世話されるのが当然という姿で親に甘えている関係の健全さが何やら感動的なものに思えてきます。

4・3　家族とは忠誠心で結びついた関係

4・3・1　忠誠心（ロイヤルティ）とは何か

続いて忠誠心ですが、忠誠心とは何ともまた、古めかしい概念を引っぱり出してきたと思う人がいるかも知れません。義理や人情に縛られた日本的な人間関係や時代がかった拘束的な関わりが思い浮かぶかも知れませんが、実はこれは現代の英語圏でもしばしば耳にする言葉です。

例えば私のアメリカ人の知人は、友人関係のトラブルに巻き込まれ、どちらに分があると思うかと尋ねられたとき、「私に意見を求めても無駄よ。私は彼女にロイヤルだから(忠誠的な関係にあるから）彼女に不利なことは言わないわ。この問題に中立的には関われないから、誰か他の人に意見を求めてちょうだい。」と述べて三者関係の中での自分の立場を明らかにしました。家族面接の場で、自分の母親から夫の悪口をぶつけられたアメリカ人女性も似たような意味で忠誠心という言葉を使っていました。「お母さん、私は彼にロイヤルティを感じているの。それはとても強いものなの。だからお母さんの言うことにそのまま同意することは出来ないわ。」

どちらの英語にもさわやかで自立的な印象を持ちましたが、それは、ある人との関係が他の関係に優先し、自分が中立ではいられないこと、それは正しいとか好き・嫌いの次元を越えてそこにあり、しかもそうあることを納得して、自分に対しても他人に対してもオープンに認めている姿勢が二人に共通していたからでしょう。彼らのように、自分にも他者にも正々堂々として自覚的でいられれば、忠誠心が問題を引き起こしたり、誰かを傷つけたりする可能性は少ないのかも知れません。

けれどもよく見かける忠誠心は、自分で納得して選びとったというものから、本心では望んでいないのに忠誠であることを周囲から強要された状態までさまざまであり、忠誠心のあり方に大きな幅のあることがわかります。忠誠心が悪用されて私たちの自由や喜び、人間的感情が踏みにじられる、そして、特定の人や集団への盲従が強要される危険があることを人類の歴史が物語っています。その悲劇を、他ならぬ私たち日本人が他の民族以上に熟知しているわけです。

忠誠心という言葉が否定的な体験を喚起し、苦々しい気持ちが生じるばかりだというなら、忠誠心を親密性と読み替えていただくのがよいでしょう。平木（1996）は、ナージのいう忠誠心が「親密性」と同義の概念だと論じています。どちらも普通以上に近しい"特別な関係"を言い表すこと、そして、自発的・自覚的にその状態が生じている限り、どちらも健康な概念で自尊心を高める栄養素となるのに、本人が納得する以上に引き出されたり周囲から強要された途端、私たちを拘束する重荷に転化してしまうものだからです。

ナージはとくに、子どもが親に対して抱く忠誠心を重視します。多くの子ども達は、先述の"笑いかける"、"おもちゃを差し出す"に始まるさまざまな行為を、自分が忠誠心（親密性）を抱く誰かのために、誰からも教えられないうちに実行し始めます。具体的には

・親の期待に添うような子であろうとする
・誉められるようなことを頑張ってする
・一生懸命に勉強をする、お手伝いをする
・いいお姉さん、お兄さんになり、年下の同胞の面倒を見る、そして彼らがいじめられていれば飛び出していって助ける等々。

忠誠心を表現するために、このように何か積極的な行為をする場合もありますし、相手を慮って〝敢えてしない〟という表し方もあります。

・親が悲しむだろうから、やりたいけれどやらないで我慢する
・口に出すと誰かが傷つきそうだからその話題については触れないで黙っている
・聞きたいけれど聞かない、見て見ぬ振り、気づかない振りをする、などなど。

これら消極的な行為は他者から見えにくく、気づかれにくいという特徴を持っています。

4・3・2　目に見える忠誠心／目に見えない忠誠心

忠誠心はそのあらわしかたによって、いくつかのグループに分類されます。まずひとつ目は、「目に見える忠誠心」。積極的な行為によってあらわされる忠誠心で、直接的に相手に伝えられるためわかりやすい。あらわす方も受け取る方もてらいなく、お互いを

喜ばせることになる忠誠心です。かつて相手から与えられたケアに対する返礼だ、という意味で裏付けがあります。また自覚的・納得済みの行為なので、やらされた、嫌なのに奪い取られたという被害感とは無縁です。ある野球選手がインタビューに答えて、同じく野球選手だった父親を尊敬すると語っていましたが、親の職業を進んで引き継いだり、親から望まれた職業選択をしてそれをよしとしている、誇りに感じている若者などは好例でしょう。子どもの自尊心を育むことに大いに貢献する忠誠心です。

これとは正反対に、子どもの自尊心を傷つけたり損なうことに加担する「目に見えない忠誠心」があります。誰が見ても充分なケアを与えられていない子どもの場合、何らかの理由で親を恨んだり、出来るだけ親と関わらないように努めてきたというような場合、あるいは、生後すぐに捨てられたり、不幸にして親が亡くなってしまったなどの運命に遭遇した子どもの場合があてはまります。そんな時にも子ども達は、自分を産み落としたという事実そのものに対して親への特別な意識、すなわち忠誠心を抱きますが、それは実際の親からのケアに裏打ちされない一方通行の忠誠心です。そのため、自分としては納得しがたかったり、嫌だなあ、困ったなあとうち消したい気持ちに満ちていたりします。消極的に示され、自分にも相手にも気づかれにくい忠誠心だという意味で「見えない忠誠心」と呼ばれます。

ある青年は、アルコール中毒で家庭をほとんど顧みることのなかった父親を軽蔑し、自分は絶対にお酒に手を出すまいと決心して成長しました。ところが、大人になったある日、ふと気がつくと猛烈な仕事中毒になっており、自分の子が話しかけても心ここにあらずの返事ばかりでほとんど当てにならない、休日の家族との約束も仕事の成り行き次第で平気で反故にしてしまうような父親になっていました。お酒こそ飲むことはありませんが、心がどこか別のところにあるという点では、自分の父親の行為をそっくり繰り返しているのでした。

また母親が自分を愛してくれないことに長いこと苦しんできた女性が、いよいよ自分の子どもを妊娠、出産しました。この子には自分と同じ苦しみはさせまい、何よりも大切に育てたいという彼女の意志にも関わらず、子どもが泣き出すと心が揺さぶられて居ても立ってもいられず、子どもを叩きそうになる自分を必死になって抑えなければなりませんでした。

心理的、物理的に自分や自分の大切な人を傷つけてきた親を批判し、反発し、すべてにわたって正反対の生き方を選んできたつもりなのに、自分にとってごくごく身近な家族との関わりについて、自分の親と全く同じことをしていると気づいて愕然とすることは、実際、決して少なくありません。本人も自覚しないまま親に対して忠誠をつくしているようなもので、不快感や不満足感などの否定的な気持ちが引き出されます。

4・3・3　分裂した忠誠心

二種類の忠誠心がぶつかり、どちらを優先するかの葛藤を引き起こすときにも、私たちは忠誠心ゆえの苦しみを味わいます。この状態を「分裂した忠誠心」と言います。誰か一人に忠誠であることが、別の誰かを傷つけたり裏切ることを必然的に意味する場合、忠誠心の狭間に立たされた子どもは身動きが取れない苦痛から精神的不調を抱えるようになります。

たとえば、離婚した両親の間を行き来する子どもについて想像してみましょう。法的な離婚は済んだものの、それぞれの親の相手に対する怒りやわだかまりは解消せず、子どもが元の連れ合いと結びつくことを心の底では嫌だったり不安だったりしていると、この分裂した忠誠心が動き出します。相手の家から子どもが帰宅したとき、子どもがどんな時間を過ごしたか気になったり、元連れ合いの嫌なところを譲り受けないように密かに子どもの様子を盗み見してしまうかもしれません。子どもは敏感にそれを感じ取り、たとえば父親宅にいるときには母親の無言の非難を思い浮かべて父から無意識に距離を取ってしまうかもしれませんし、反対に、母親の批判に対しては父への忠誠心から思わず父親をかばい立てるようなことを言うかもしれません。結果としてその子は、どちらの親からも距離を取り、親との親密性に問題を抱えかねません。（注：こんな状況を避けるために、子どもを別れた親と会わせないという考えがありますが、これは子どもの気持ちを無視した短絡的な解決法でしょう。大人が無自覚に引き裂かれた忠誠心のただ中に子どもを巻き込むか、子どもと元連れ合いの関係をなるべく自分を関わらずに認めてゆこうとするかの差が問われているのです）

また、娘夫婦、息子夫婦の新婚生活にあれこれ細かく干渉したり、頻繁に実家に顔を出すよう強要するなどは、夫婦という垂直方向の忠誠心を育てるべき時期に親子という水平方向の忠誠心から横やりを入れるようなものです。二種類の忠誠心が葛藤状況を作り上げるでしょう。思春期の若者が、仲間に対する忠誠心と親へのそれの分裂を体験することもあります。親と仲間があまりにかけ離れていたり、激しく反目しあっていたりすると、狭間に立たされる子は深い孤独とジレンマを体験するでしょう。

ある思春期やせ症の少女が次のような夢を見たという報告が記されています（Goldenthal,1996）。彼女は砂漠で遭難しかかっています。両脇には自分以上に憔悴した両親が今にも死にそうな様子で横たわっています。助かるには二人に水を飲ませてあげなければならないのですが、父親に先に手を延ばせば、母親は死んでしまうに違いありませんし、母親に先に水を差し出せば父親が死ぬのが確実です。どうにも身動きがとれず両者が衰弱してゆくさまを見ているしかないという夢です。

4・4　家族出納帳

4・4・1　与えたものと与えられたものの収支バランス

「家族出納帳」という概念もまた、コンテクスチュアル・アプローチ独特のものです。家族には、与えたものと与えられたものの収支を何代にもわたって書き込む出納帳が備わっていて、それぞれの家族メンバーの間でどのようなケアがどんな方向（誰）に提供されたかが書き記されていると想定しました。世代間精算、あるいは台帳と訳されることもあります。家族の中で、気遣い、慮り、身体的世話、時間やお金等が他者に送られたり、他者から送り返されたりしますが、集団のモラルが保たれるには、ある程度の時間差をおいてその収支がほぼとんとんになることが求められます。ある期間に貸し借りが精算され、自分が投資しただけのものが与え返されるとき、あるいは与え返されると思えるとき、私たちはその集団を信頼に足る集団として認知するでしょう。このことは、家族以外の集団について考えればかなり自明です。誰だって、投資した分がしっかり返ってくるような取引先、月末の支払いをきちんと済ませてくれる顧客との関係を大切にします。支払いが滞りがちだったり、投資額をごまかすような相手とは金輪際、関係を持ちたいと思わないでしょう。家族という特別なつながりの集団においても、内心に及ぼす影響に変わりはありません。常に投資する一方だったり、関わる度に搾取されるとか、損な役回りばかり引き受けさせられる時、私たちはそのような集団を信頼し続けることができません。集団の倫理が問われるべきで、モラルが踏みにじられていること、誰かが損をし続けていることが明らかにされなければ、その集団に対する家族メンバーの信頼や愛情は戻ってくることがないでしょう。最も身近な集団に信頼がおけない、……それはなかなか苦しい状況で、家族集団の誰かが心理的問題や症状を呈したり、家族メンバーの間の関係が暗礁に乗り上げる可能性が高まります。

ここから、「心理的問題や症状は集団の存続や調和のために、個人が何らかの形で犠牲にされていることの徴だ」というコンテクスチュアル・アプローチの疾病観・不適応観が生まれます。問題が生じるところには何かしらの倫理的問題が存在するだろう、したがって問題解決には犠牲になっているものが省みられたり不正義が取り除かれたりすることが欠かせないという視点へとつながります。家族出納帳の未精算を探し出してきて、メンバー間の公平感を是正する、そのために家族メンバーが何人か集まって家族についての見方を交流し、家族集団のモラルの建て直しを図ることがコンテクスチュアル・アプローチにおける治療となります。

次章でカウンセリング・プロセスについてもう一度照準を合わせますが、コンテクスチュアル・アプローチでは"公平さ"・"対等性"という言葉が大いに頻用されます。「ずるい」、「どうして私ばかり」、「せっかくやったことが認められない、報われない」などは、家族の心情としてよく耳にする言葉であり、お互いの利益がぶつかるという理由で、話し合いを避けがちな争点です。公平さ（fairness）について考えると、幼い子どもが「あー、ずるい！（It's not fair.）」と無邪気に声を挙げている姿が私の心に浮かびますが、長ずるにつれ私たちは、人生が決して公平に出来ていないこと、人それぞれに展開する運命をただ受け入れるしかない面があることを知ってゆくのでしょう。たとえ限られた関係、限られた時間であっても「あー、ずるい！」と躊躇いなく声を出せること、そんな子ども時代の無邪気さを取り戻し、それが他者から共感されるなら、もう一度何かを信じてやり直してみようという気持ちが私たちに中で動き出しやすくなるようです。

4・5　権利付与（エンタイトルメント）という概念

4・5・1　エンタイトルメントとは何か

最後にもう一つ、「権利付与（エンタイトルメント）」という聞き慣れない概念の説明をします。

権利付与とはあまりこなれない日本語訳ですが、英語ではエンタイトルメント（

entitlement）と書きます。エン＋タイトル＋メントに分解することが出来るので、それぞれの意味をかみ砕いて考えてみましょう。

まず真ん中のタイトルです。タイトルと聞いて、われわれ日本人に浮かぶのはテニスやボクシングなどのタイトルマッチでしょうか。チャンピオンの座を賭けた戦い、それに勝利すれば、自他ともにチャンピオンとして認められるもの。タイトルとはつまり、ある特別な地位、正当な権利、主張しうる資格などをあらわす言葉です。西欧では、称号や爵位、有爵者などを意味することもあるようです。

ついで頭についた「エン」ですが、これは名詞や形容詞について「……にする」「……を与える」の意の動詞を作る接頭辞です。エンパワー（力を与える）、エンカレッジ（勇気を与える）などがよい例でしょう。ラストの「メント」は、結果・状態・動作・手段をあらわす名詞を作る接尾語ですので、これらを全部合わせると、「エンタイトルメント＝特別な権利や資格を与えられた状態」となります。「△△する資格を与えられていること」、あるいは「◇◇をしてもよいことになっていること」と言い換えて理解するとわかりやすいでしょう。私たちの自尊感情の中に、このような感覚がいろいろな形で存在するのですが、読者の皆さんにとってはどのような言葉をあてはめるのがご自分の感覚に近いでしょうか？

4・5・2　三種類のエンタイトルメント（権利付与）

ナージによれば、私たちは、三種類のエンタイトルメントを持っています。一つは、無償の権利、人が人として生まれついたというただそれだけの理由で生まれながらにして与えられる資格で、生得的エンタイトルメントと呼ばれます。生まれたばかりの赤ん坊の脆弱さを再度思い浮かべれば、この権利は、すなわち生き残ることが保証される権利と言い換えることが出来ます。生まれた子は誰であっても、どんな状態で、どのように大変な環境下に生まれたとしても、周囲の人々による養育によって生かされ続ける基本的人権を持っています。

これに対して、第二、第三の権利付与（エンタイトルメント）は、自分がやったことの見返りや代価として、自分自身が獲得する権利の感覚です。そのうちの最初のものは、ある行為によって人間関係に貢献したという理由で与えられるもので「貢献によるエンタイトルメント」と名付けます。他者から感謝の念や信頼感を向けられること、それに値する自分だと意識することと述べておきます。

三番目のエンタイトルメントは「破壊的権利付与（エンタイトルメント）」といいます。臨床実践の中でもっとも注目される必要のある、そして、負の力を生み出しがちな権利の感覚です。それぞれの人がこれまでに体験した不正義、とりわけ脆弱な子ども時代に受けた不当な扱いにもとづく倫理的な預金（貯蓄）を意味します。家族出納帳の概念を思い出してください。預け入れ、引き出しが個人ごとに記されているわけです。主観的に「貸し」の二文字を出納帳に印字したような状態です。自ら納得して支払い、支払いが他から認められ集団の知るところとなれば「貢献によるエンタイトルメント」となる。ところが他から認められないまま踏み倒されたり、嫌なのに奪い取られたり、そんなひどいことをされるいわれはないのに体験してしまったことがあるとします。ナージによれば、それらの体験は負の貯蓄となって、「誰かに対して、とりわけ身近な弱者や幼い者に対して破壊的に振る舞ってもよい、そうするだけの権利が自分の中にある」という内的真実として結実すると言います。

4・5・3　「他者に対して破壊的に振る舞ってもよい」という感覚

「他者に対して破壊的に振る舞ってもよい」という感覚は、私たちから身近な他者の権利や欲求に対する感受性を奪ってしまいます。そして、その結果、自分が抑制し我慢した感情や事態について、極めて鈍感な人間ができあがります。我慢に我慢を重ねてポジションを上り詰めてきた人、誰にも頼らず弱音を吐かずにやってきた人が、家人に対してはひどく冷やかだったり、我が子の無邪気な欲求を受け止め損なったり敢えて無視したり、依存を他者から向けられると気づかない様子でやり過ごす。自分だって乗り越えたのだから、そんな我慢は大したことではない。敢えて表現すれば、彼らの気持ちはこのようなものでしょう。

私自身、これに関しては苦い経験があります。プライベイトでも職業上もかなり無理をしていて、他者への共感性が枯渇してしまったような一時期のあったことが思い出されます。シニカルになるというのでしょうか。どうしてこのくらいで弱音を吐くのか、自分を抑制できないのかと向き合う相手の弱点に批判の目が向かいがちになってしまうようです。当人は冷静で客観的な見方をしているつもりだったのですが、よくよく振り返ってみると自分の中の何かが違う。少々意地悪で、冷ややかな感情が自分に影響を与えています。こんな状態の時にはカウンセラー、教師、保母、医者など、人と関わる仕事にたずさわる人は自分からしばらく休息を取る方がよいでしょう。私の場合には自分からそうすることが出来ず、ある仲間の指摘によって目から鱗が落ちる、というか、かあっと恥じ入るような思いに身を包まれました。

我が子の苦しみや傷つきに淡々とした様子のお母さん、子どもの弱さを罵ることでさらに深手を負わせてしまう父親、互いのＳＯＳと悲しみに聞く耳を持たず、相手を蔑むことでしか関われない夫婦、そして慈しむ心を忘れたかのような表情で、弱い者や小さな存在に残忍さを向ける子どもたちの存在等々。他者に対するケアがごく自然に流れ出してよいはずの状況で感情が閉ざされがちな人、そして他者の欲求や感情、不幸に極端な鈍感さを示す人々に接するとき、「破壊的権利付与」の言葉を浮かべてみるのがよいでしょう。その人が生きてきた（生きている）文脈を広く眺め渡し、「他者に対して破壊的に振る舞ってもいい」と無意識的に感じるようになった経緯に思いを馳せることが大切です。それは建設的な感情ではないし、実現されてよいものでもありませんが、うち消すことのできない彼らの実感です。その実感が聞き取られ、かつて、いわれもなく味わった不当な体験に目を向けることから家族の話し合いが始まらなければなりません。

例えば戦時下にあること、飢餓や流行病の発生、不穏な社会情勢等の社会レベルの事態から、慢性病、遺伝病、知的・身体的ハンディキャップなど、生物学的次元の負荷を担うこと、さらにはどうにも抵抗のできない貧困や離婚や死別で親を早くに失うこと、予期しない事故や災難に見舞われたり、機能不全の親を持ち、与えられるべき養育が十分に与えられなかったことなどの個人レベルの問題まで。多種多様な不平等・不公平な状況がありますが、それが誰からも省みられずに続くこと、それこそが破壊的権利付与を生む文脈であるとナージは述べています。

5　家族面接のプロセスについて

いよいよ、家族面接のプロセスについて論じてゆきましょう。

家族面接とは何かという私なりの結論を先に言ってしまえば、それはそれぞれの家族員の声をよりあわせるために設けられる話し合いの場です。家族員それぞれを拘束しあっている絆を、相互に守りあうもの、支え合うものに変えてゆくことが話し合いの目的です。家族療法の中の一つとして（つまりコンテクスチュアル・アプローチとして）理解していただいても結構ですし、個人面接に端を発し、必要に応じて関係諸氏に呼びかけていったところ、家族（合同）面接になったと考えていただいても構いません。とりわけ個人面接との違いに言及しながら、家族面接の展開プロセスについて、最も基本的な面接技法の紹介とあわせてお話ししてゆきたいと思います。

5・1　多方面に向けられた肩入れ技法

5・1・1　すべての家族メンバーと平等に関わる

コンテクスチュアル・アプローチで、面接初期にセラピストが行うほとんど唯一絶対の働きかけが、この「多方面に向けられた肩入れ」といわれる技法です。面接初期に限らず最初から最後まで通してセラピストに貫かれる姿勢ですが、とりわけ初期の頃には、セラピストは自分のエネルギーの相当量をこのことの実現に費やします。そしてひとたびこれが実現されれば、面接の中期以降は、さほどセラピストが意識的に力を注がなくても参加者全体から支持される面接の場の雰囲気になる、あるいはそれを心がけるよう、皆が意識するようになります。

具体的には、セラピストは面接に参加している全員に対して、積極的な関心を向け、共感的な態度でその人の言い分を聞き取ろうと努力します。その場にはいないが家族にとって重要だという人物がいれば、その人も含めた全員に対してそのような努力をするわけです。もちろん、一度に十人の話を聞き取るのは聖徳太子にしかできないこと、凡人たるわれわれはそれなりの時間を割いて順番に一人一人の言葉に耳を傾けなければなりません。実直にていねいにそうすることが大切です。まず始めに、口火を切った誰か一人の発言に耳を傾けます。その人の言い分をなるべくそのまま、「共感的」かつ無批判に聞き取ろうと努めます。この時、必要以上に感情を掻き立てて相手を理解し話し手の信頼を勝ち取ろうと急ぐ必要はありません。これは面接の全過程、あらゆる種類の面接に当てはまることですが、とりわけ家族面接の初期において大切なことです。セラピストの雰囲気にほだされて、あるいは情感に訴えられて、予想以上に多く内面をさらけ出してしまうより、クライエントがきちんと警戒心を作動させセラピストを見定めてくれる方がいいのです。淡々とした調子でそれなりの時間をかけ、ここはそれほど危険な場ではない、安易に犯人に祭り上げられてしまうことはなさそうだという安心感を味わってもらうのがよいでしょう。もちろんそのためにセラピストが自分の感情を抑制し、自然に湧いてくる疑問まで自粛する必要はありません。疑問が積み上がって逆転移的な感情に膨らんでしまう前に、知りたいことは「知りたいのだが」、不思議なことは「不思議なのだが」と素朴な問いを発しながらゆくとよいでしょう。そうして一人の人にある時間をかけてその人の話を聞き取ったら、次には「ほかの人の意見もうかがいたいのですがいいですか。」とか「お父さんとしては今のことをどんなふうに思いますか?」などと言って別のもう一人に関心を移します。そしてその人の言い分も先ほどと同じ程度の時間をかけ、同じようにていねいに聞き取ります。ついでまたもう一人、もう一人と移っていって、一回の面接で、全員が話す機会・聞く機会をなるべく等分に得るように心がけます。

5・1・2　とりわけ家族との初回面接で

初回面接では、自己紹介や社交上の挨拶といったレベルの話に始まり、家族のこと、行き詰まった関係や問題、それを取り巻く人間模様についてまで、さまざまなレベルの話が語られます。時間の経過と共に、相反する考えや利害のぶつかりあいも当然話題にのぼってくるでしょう。セラピストとしてはこのぶつかりあいを不必要に怖がる必要はありませんが、同時に、この時点であまり強く葛藤を意識してそこに留まり続ける必要もありません。言い分の違いを違いとして抑え、それぞれの見方を後追うように聞き取ってゆくのがよいようです。「お父さんとしては……こんな気持ちなんですね。」「お母さんには……という点が見えている。」というように、日本語としておかしくない程度に主語をつけて誰の見方か整理して受け取るようにすると、比較的混乱が避けられるでしょう。相手と言い分が異なるとき、私たちは一方が正しくて他方が間違っていると即断し、相手の言い分を押さえ込もうとしがちですが、人の気持ちやものの見方は、本来、その人に固有で彼（彼女）の自由領域に属するもののはずです。周りの人はそれに対して感想や意見を抱くことは出来ても、否定したり考えを変えるよう命令するような筋合いは何もありません。家族の力関係に隠れて見えにくくなっている場合も多いのですが、時間をかけて聞き取りたいのは、本来、人それぞれが持っているはずのこの〝その人に固有な気持ちやものの見方〟です。

5・1・3　家族メンバー全員に積極的な肩入れをする

「多方面に向けられた肩入れ」によく似た概念で、双生児や多胎児の養育をめぐって「公平な偏愛」という言葉があると教えていただきました。一人の赤ん坊に心から満足のゆく子育てを提供することは、実際は大変難しいことです。一人だって難しいのですから、子どもが二人三人に増えれば事態はなおさら困難です。多胎児を授かった母親はどの子にも同じように接してなるべく偏らない育児を心がけようとします。ところがそれは大変困難だし、公平であろうとするあまり、誰に対する関わりも中途半端になってしまったり、いつも少しずつ距離を取った遠い関係になってしまうことがあります。むしろそれなら、どうどうと偏愛をしたらいいのではないか。偏愛を一人一人に対してたくさんして、結果的に公平になればいいというように発想の転換を図ってはどうかと考えるのだそうです。一人の母親がむずかる二人の子を瞬時も違わず抱き寄せてあやすのは難しいが、双生児といえども泣き始めるには多少の時間差がある、求め方にも多少の程度差があるというので、養育者はその差に期待をかけます。母親は先に求め始めた子どもも、つまり、より強く泣いてもう待てないというサインが出ているほうの子どもをまず先に抱き寄せ、その子の要求を満たすように心がけます。その間、もう一人の子どもには待っていてもらうのですが、たいていの場合、少しの間なら欲求不満に堪えて待つことが出来る、子どものその寛容さに期待します。先の子がまだ十二分に満たされてはいないが少しなら待てるという余裕を取り戻したら、「また戻ってくるからね」という気持ちで最初に授乳した子をベッドに寝かせ、もう一人を「待たせてごめん」と抱き上げます。家族面接もこれと同じ要領で、セラピストが複数の家族メンバーを相手に順番に、少しずつセラピストからの関心（ひいては家族からの関心）というミルクを飲んでいってもらいます。

一人の言い分を聞き取っているときに、「それは違う」「あなたはそう言うけれど私から言わせれば……」「自分はそんなつもりではなくて……」という感想が動いて、他の家族メンバーが何かを付け加えて言いたくなったり、反論したくなることがあるでしょう。こんな場合、文脈派の方法では初期には相互の自由なやりとりに制限を加えます。「エーと、少し待っていてくれますか、こちらが一区切りしたら今の話、もう一度聞きますから」と頼んで、全員分の考えや意見を整理して受け取ります。目的は、発言を止めることやうるさいと拒絶することにあるのではなく、一人ずつ皆さんの思いを辿りましょうと誘うこと、すぐに口をついて出てくる反応としての言葉をいったん横に置き、相手の言い分に添ってものを眺めてゆくと何が見えてくるか、聞き手に留まってその場に居続けてくれるよう頼むことにあります。

ミニューチンらが説く家族面接の方法に「中立性を保つように心がける」というのがあります。誰か一人だけと結びついたり、すでに家族に存在する連合関係にセラピストが無自覚に荷担することを戒める言葉です。また、いったん誰かに共鳴してその人に近しい立場をとってしまうと、それが足かせとなってセラピストの自由が奪われることがあるため、誰からも等しく距離を取って離れ気味にいることの推奨でもあります。誰に対しても近づくことを薦めたナージに対して、ミニューチンは近づきすぎないことを強調した。ミニューチンはまた、家族がかもし出す雰囲気や物言いに自分を合わせ、家族のバウンダリーの中にセラピストが積極的に入ってゆくことをジョイニングという言葉で表現します。そして、早い段階での家族アセスメントと介入を可能にするため、セラピストの目の前で是非とも相互やりとりを実演してほしいと家族に働きかけます（エナクトメント）。ナージ流のジョイニングは、それにより若干慎重と言うか、ゆっくり進むと言うか、一人一人と交わすやりとりと安全感に配慮したものです。そして（語らずとも）聞き手としてその場にいることに積極的な価値を認めたものと考えられるでしょう。とりわけ語りたがらない家族、反発が内向し容易に言語化されない傾向にある家族にとっては、ナージが打ち出した視点は非常に重要なものだと思います。

5・1・4 家族面接に寄せられる疑問

個人面接を学んだ、あるいはすでに何例かを手がけたセラピストにとって、家族面接と個人面接の違いを抑えておくことはたいへん重要です。家族力動に関心を持つ個人療法家はたくさんいますが、実際に家族面接を行うことへのとまどいが大きく、せっかくの関心や気づきを実際の面接で活用する例はあまり多くないようです。とりわけ細やかな心の動きに目を向けたい、一人の人をしっかり受け止めたいと望むセラピストにとっては、面接相手が一人から複数に変わることがコペルニクス的構造変化と感じられるため、家族面接を必要以上に難しいもの、厄介だったり、セラピスト・クライエント双方にとって野心的すぎる試みと位置づけて敬遠するきらいがあります。「一人の人に対する共感でさえ難しいのに、そんなにたくさんの人に本当に共感などできるものだろうか」という疑問がセラピストの脳裏に浮かぶようです。

これに対しては二つのことをお話したいと思います。一つは、家族面接の場が何でもすぐに話せて何でも受け入れてもらえる居心地のよい場にならないのは望ましいことで、むしろそのプロセスをきちんと踏むことが面接の成果につながるということです。そしてもう一つは、家族面接が個人面接では経験しないようなプレッシャーを伴うことは確かですが、実はこれは、ごく自然で受け入れられ易い形態だということです。

一人のクライエントとじっくり一時間話すのと、数人の言い分に耳を傾ける一時間を過ごすのとでは、一人一人がカタルシスに当てることの出来る時間量や満足感に違いが生じるのは当然です。後者では、それぞれの家族メンバーは語ることに加え、他メンバーの言い分に耳を傾ける仕事を担うわけですから。話し手はセラピスト以外にもいる複数の聴衆を意識して、敢えて言ったり言わなかったり、また、屈折した言いかたをするなど、面接の場で複雑な力動が展開することは確かです。この力動を細かく追いかけるのも一つの手でしょうが、複雑さをびしびし感じながらも、それにとらわれすぎずやや大づかみで楽観的な理解を展開してゆける資質が家族面接に求められます。セラピストによる共感も、他の誰にも真似出来ない、特別な感受性を備えたこの人だからわかってもらえるという特殊な共感でないほうがよいでしょう。他の者も追従することが出来る、何か言葉を添えたり解説を加えたりすれば何人かがなるほどと納得できるような、そんな共感が力を発揮します。セラピストは特に自分だけの味方ではないが、ごく常識的なまっとうな考えの持ち主で、家族の半歩先を歩いて折りあえる地点を探そうとしてくれているようだと思ってもらうのがよいようです。一人一人が少しずつ緊張感に晒され我慢することを求められる、だからなおのこと公平さが求められる、面接の場が急がされず故意に傷つけられない場であることが大切です。

それでもどうしても形態の違いが気になるという方には、家族面接がもともと自然発生的なありふれた面接形態であることを思い起こしていただくとよいでしょう。子どもが風邪をひいたり熱を出してお医者さんのもとを訪れるとき、幼い子どもにはたいてい親が付き添いますし、少し大きくなった後も初めての病院だったり、重症でどんな病状か説明を受けたい場合には多くの親が同伴します。こと心の問題に関しても家族は同じような行動をとるので、初回に患者（ＩＰ）と家族の両方の話を聞くことは大いに来談者の常識に適っています。必要に応じて誰か一人とだけ別室に移り、その人の話に耳を傾けるのも家族の要求に適ったよい配慮でしょう。何の説明もなく最初からいきなり親子が別室に案内され、別々の担当者とだけ向き合って話すやり方は、一部の家族には不自然に感じられるものであることを並行面接に慣れ親しんだ治療者は思い起こすとよいでしょう。家族面接を定期的に行わないまでも、合同面接の可能性を残しておくこと、そのために初回を合同で面接しておくことは予想以上に役に立つものです。困難な事例では、一人のセラピストが子どもと親の両方を担当するほうがよいと述べられることがありますが、それも大いに事実で、「家族面接は難しい」という最初の難関を突破すれば、その後は必要に応じてさまざまな形態を組み合わせる選択肢が開けるでしょう。

家族面接の経験が増えるにつれ、個人面接における共感もその質が変化したと語るセラピストは少なくありません。心の中の印象について尋ねているのか、起こったことの事実の側面をおさえているのかを自然と区別して聴いていたり、誰の目から見たストーリーか意識して聞くなど、複数の視点を持ってその場にいるようになると言ったらよいでしょうか。私に関して言えば、訓練の初期には自分を滅却して相手に添おうと努めていた時期がありましたが、最近は、自分の感じ方が明確になるほどに異なる他者の感じ方に対する想像力が増すようだと感じています。これについては終章でまた考えてみましょう。

最後に一点、個人面接と家族面接の併用について、述べておきたいことがあります。家族面接から個人面接への移行は容易ですが、その逆を試みる際には、ちょっとした配慮が必要だということです。セラピストと特に相性がいいとか、事前に何度か個別面接をしたので特に太い関係で結ばれた家族メンバーの体験に関心を向けることがその配慮に当たります。有効な家族面接を行うためにセラピストは、多方面に向けられた肩入れを心がけ、一方向にだけ太く強かった関係を皆と等分な関わりへと変えてゆくわけですが、その際、太く強い関係を失うことになる家族メンバーが一種の喪失体験をすることがあります。一対一で会っていたときとなにやら違う印象をセラピストに対して抱くなど、いろいろ感じることがあるかも知れませんと前もって伝えておくとよいでしょう。そして、どんな気持ちですか、どんな具合ですかと個別にセラピストから尋ねられる機会、クライエントが自由に語る機会が提供されるとよいでしょう。彼（または彼女）は、家族で話し合うという大きな目標のために、セラピストとの特別な近しさという特権を放棄したわけですし、他の家族メンバーか少なくともセラピストは、彼らが自ら行った投資に気づいていたいものです。喪失感が相当大きいようなら、新しい家族メンバーの参加と同時にコ・ワーカーの導入を考えるとよいです。彼（または彼女）との関わりの深さを失わず、多方面への肩入れをコ・ワーカーと分担することができます。コ・ワーカーについてもいろいろな不安が抱かれるようですが、コ・ワーカーとの共働は、複数の家族員の共存・共栄を目指す家族面接の本質を体験する非常に面白い方法です。人間関係の微妙な距離感を実感するには、何人かが集まってロールプレイを組むこと、模擬体験することを是非お薦めしたいと思います。

5・2　真実は一つでない

5・2・1　夫と妻それぞれの言い分

幼稚園に通う一人娘の自慰行為と登園しぶりを理由にカウンセリング・センターを訪れた夫婦の面接場面での出来事です。母親と数回話すうち、娘の問題は自分たちの夫婦関係のまずさが影響しているのではないかと語られるようになりました。性生活がほとんどないことをはじめとし、自分たちの夫婦関係はどこかうまくいっていないのではないかという漠とした思いを妻は抱いていました。

彼らは、養父母に育てられた夫と、父親の女性関係に苦労した母親を見て育った妻という複雑な人間関係を経験した二人組でした。夫婦関係の調整、つまり、あまり恐がらずにもう少し深く関わり合うプロセスを助力することがセラピストの主たる仕事でした。妻の話を数回聞いた後で、夫にも来談を呼びかけましたが、夫が仕事の合間を縫って相談にくるようになるまで相応の時間がかかりましたが、二人揃って面接に通うようになると、相互理解はさほど難なく進みました。互いに知らないことの多さにセラピストは何度か驚きましたが、それほどに二人は距離を取ってやってきたのでしょう。

ある時、「それにしてもこんなに静かに話せる二人が、どうしてこれまであまり話もせず来てしまったのでしょう、不思議です。」と投げかけておいたセラピストの問いに、夫が彼なりの答えを見つけてきてくれました。

「自分にとって、一つ気になっていたことがあって」と言いながら、彼は四年ほど前に起きたあるエピソードを聞かせてくれました。子どもが生まれてほどない頃のことだそうで、子どものお祝いの行事だったか、休日の予定だったか、何日も前から計画していたことが、夫が急に実家から頼まれた用事を入れてしまったために台無しになるということがあったそうです。妻にとっては何回か経験したお定まりの事態で、養父母は夫が何より大切にしている人達だから仕方ないとそれまではあまり不満を口にしなかったのだけれど、その時ばかりはさすがに腹を立て、痛烈な皮肉を夫に浴びせかけたのだそうです。そして「どうして一言、早く帰りたいと言えないのか。永遠にお義父さん、お義母さんの言いなりでやっていればいい。今後は二度とあなたを当てにしない。そんな歪んだ夫はないものと思い一人で子どもを育てると割り切ったほうが、自分にも子どもの精神衛生のためにもずっといい」と宣言したのだそうです。夫にはひどく衝撃的な出来事で、妻の発した言葉のあれこれががんがんと頭に残り、その晩はよく寝付けなかったと言います。自分でも養父母に対する態度の不自然さと、人間関係全般にわたる不器用さを痛感していた夫は、妻の言葉を聞いているうちに、自分はなんと情けない男だろう、こんな自分には家庭を持つ資格などないのではないかと思えてきたのだそうです。人間失格の烙印を押された気持ちになって、家族に定期的な収入をもたらす役割はこんな自分にも出来ることだから、この先は妻にも家族にも迷惑がかからないようそこだけに自分の存在意義を限定するのがよかろうという結論を下したのだと語ってくれました。

　その晩のことは妻もよく覚えています。妻の目に映った真実はこうです。自分でも不満をぶつけながら、どんどん感情が高ぶってしまった。まずいと思いながらも自分で自分が抑えられなくなっていった。涙がぼろぼろこぼれてきて、すると普段は口にしないようなことが次々に口をついて出てきたというのです。夫は何も言わずにただ黙って聞いていたのだそうです。夫が怒鳴り出すのではないか、殴られるに違いない、それは今か今かと内心恐れながら待っていたが、夫は結局最後まで、ただ黙って自分の話を聞いてくれていた。それが妻には何よりうれしくて、ああ、この人は自分の父親とは違うんだ、こんなことをぶつけても冷静さを失わない、自分勝手に女子どもに暴力を振るうような人ではないんだと実感し、とても安心してそのまますうっと朝まで眠り込んでしまったのだそうです。夫が寝付かれずに一晩を過ごしたことを、妻はその時初めて知りました。妻が夫に大いに感謝したその時に、夫は妻から拒絶されたと感じて、以来、家族に自由に近づくことができなくなっていました。何年かが経った今、ようやく二人は、それぞれの心に去来したものを語り合い、それが自分の想像とあまりに異なる真実であったと知る機会を得たのでした。

5・2・2　母と娘それぞれの受けとめかた

同じようなことは、親子の面接場面にも見い出すことが出来ます。

大学生の娘と母親の合同面接の一場面です。娘は対人不安と食行動の異常に数年間苦しんできた人で、若い頃に夫と死別した母親は、その数年後に婚家を飛び出してからは、経済的援助の申し出を断って女手一つで三人の子どもを育てました。第一子である彼女は、いくつになっても母親の目が恐い、いつでもどこにいても母が望んでいること、母だったらどうするかを考えてしまうと言います。そんな自分が嫌で、何とかして操り人形の自分を捨て、本来の私を取り戻したいと頑張っているところでした。そのために何をすればよいかが解らず、母親に自分の気持ちをぶつけてみようと何度か試みるものの、なぜだかうまく伝わりません。母親と話す場にカウンセラーも同席してくれないかと依頼され、見守る役なら引き受けましょうということで合同面接を計画しました。母娘とも大いに緊張しながら、そして私も何が起こるだろうとどきどきしながら、三者が三様に互いの顔色と表情をうかがいながら言葉を交わす時間となりました。

いくつかの話題の後で、子ども時代の出来事が語られました。「あの頃の私にはほとんど自由がなかった。行きたかった合宿もあきらめなければならなかった」というのが、娘の言い分です。母親が子ども達を連れて婚家を飛び出したとき小学四年生だった長女は、家の経済状態が激変した後も何かとお金のかかる私立校にそのまま通い続けたそうです。そのために心を許せる友人が一人も見つけられなかったというのが彼女の言ですが、「何を甘えたことを言って。言い訳は聞きたくない」というのが母親の意見で、そこが二人の永遠の争点です。中学生になった彼女が、ある時、初めて気持ちの通じあう友人に出会い、その子に誘われるまま運動部に入ります。二か月もするとユニフォームを作って夏の合宿代金を前納するよう言われたそうです。「どんな思いでお金を払ってと言ったのか、お母さんは解っていないでしょう。我がままな子と思われてもいい、見放されても仕方ないと思いながらようやくそのことをうち明けた。なのに返事もせず、黙ったままきつい目で睨まれた。お母さんのあの時の顔は今でも忘れない。私にはこんなことも許されないんだってすごく悲しかった。」と娘が畳みかけます。反論に回っていた母親が若干当惑気味の顔で口をつぐみます。「母は自分が絶対に正しいと思っている。自分に疑問を向けたことがないのではないか」と娘から聞いていた姿と相容れない母親の様子がセラピストの目に映っています。「お母さんとしてはどうですか?そんな昔のことを言われても困るという感じですか?」とセラピストが声をかけてみます。母親の味方をするの、とでも問うように、娘の眼差しがきつくなります。困ったなあと思いながら、セラピストは母親にもう一声だけかけてみたいという思いを抱きます。「J子さんにとってはとても重要な事件だったようなので、なんとかかみ合った話が出来ればいいと思うのですが、その時のことを覚えていらっしゃいますか?」と尋ねてみました。

「ええ、覚えています」と言って母親が語ってくれたのは、娘の目に映った事実とはひと味も二味も異なるものでした。

いつも遠慮がちで何もほしがらない長女が初めて欲しいと言ってきたものだった。数日のうちに支払わなければならないというので、どうやって捻出しようかと厳しい顔をしたかも知れない。が、そのお金は何としてでも出してあげたい、出してあげなければと思った。この子がいつになく楽しそうな様子なのがわかっていたから。でも、娘は数日後にお金を手渡したときには、もう合宿に行かない、クラブも面白くなくなったので辞めると決めてしまっていた。一度やり始めたことをそんなに簡単にあきらめるなと叱ったら、怒って続けても仕方ない、意地悪する人がいると言っていた。友達関係がうまくゆかなくなったんだろうと思いあまり根ほり葉ほり聞き出してもかわいそうと放っておいたのだが。

「運動部をやることに反対など全然していなかったんですけれどね。」と母親はため息をつきました。母娘が一つの同じ出来事をまったく異なる意味合いで受け取っていたことがここでも明らかになりました。

5・2・3　多元的な真実

このように考えてゆくと、人と人との関係の世界では真実は決して一つに定まらないことが見えてきます。二人の間に何かが起きたということは、多くの場合、それなりに共有されるようです。ところが、それが実際なんだったたか、相手の気持ちはどんなもので、どのようなやりとりが交わされたのか、そんな言葉を発した両者の意図はそれぞれなんだったかという詳細に関しては、果たしてどの程度の共通理解が得られるでしょう。私たちが一定の信頼をおく人の認知の客観性は、実は相当に心許ないもののようです。受け取る側の主観的な解釈が大きく影響して、AさんとBさんとでは、全く異なる意味づけをしていた、なんていうのもそう珍しいことではありません。

とくに家族などの親密な人間関係では、私たちは細かなことをいちいち言葉でやりとりしない傾向があります。はっきり言わなくてもわかってくれる、包み込むように理解してくれることをどこかで期待しています。明確なやりとりなしでコミュニケーションを成り立たせている場は、独り合点や思いこみが繁殖しがちな場でもあります。共通の理解が双方に納得されているうちはよいのですが、ひとたびずれてしまうと、いくつもの異なる理解が修正されないままに一人歩きを始め、それぞれの心のうちに全く異なる世界観を形成してしまうことがあります。先述の二つの家族面接の抜粋も、いつの間にかそんなことが生じてしまい、それが家庭内の不和や不信へと膨らんでしまった例です。

それでは、こんな風に二人の人間がお互いの意図を誤解して受け取りあったとき、二人は何か間違いを犯したとか、真実を見失ったと判断するのがよいでしょうか。そして、どちらが正しいかと問い正すのが得策でしょうか。それとも何か別の道を選ぶことが出来るでしょうか。

家族カウンセリングの場で、そして日常場面で「いや、そうじゃない、そんなつもりで言ったわけではない」と身の潔癖を証明しようと躍起になる人の姿を見ることがあります。その思いをうまく聞き届けてもらえる場合もあれば、どちらが正しいかの永遠の争いが始まり不毛な時間が費やされる場合もあります。もちろん、自分の思いを伝えることは非常に重要です。とりわけそれをあまりしてこなかった場合、そうすることが苦手だという人の場合には、自分の事情や思いや見解を語っていただくことが家族面接を推進する何より大きな力となります。語られた言葉は、その人の真実として尊重されなければならないでしょう。けれども（ここが大切な分かれ道ですが）その言葉が真実として尊重されたからといって、その人が正しくてもう一人が間違っているわけではないことをもう一度確認しましょう。「えー本当なの？」「何だか信じられない」「自分にはそんなふうには受け取れない（受け取れなかった）」というもう一方の人の感想も同じように意味があります。そして、相手の人にとっては同じように尊重されることが必要な、その人の真実です。二人はそれぞれ自分の意味づけに従ってそれ以降の生き方を選んできたわけです。ですから、どちらの意味づけも二人にとって他に代えることの出来ない真実で、いうならば複数の真実が異なる次元で存在するわけです。たくさんの人が集まる場にはそれだけたくさんの真実が多元的に存在すると捉えるのがよいでしょう。文脈派では、この状態を「多元的真実」と呼びます。そして、関係の世界を理解しようとすれば誰でもいつでも、必ずこのことに行き着くのだとしています。無意識の世界まで想定すれば、自分の意図そのものも多元的に複数存在することになるでしょう。一人一人が独自の真実を有するとは、逆の言い方をすれば、一人一人がそれ以降の自分の生き方に影響を与える意味づけをする責任を負うことでもあります。

5・2・4　社会構成主義（ポストモダニズム）の台頭

最近になって、心理療法を越えた学問全般の世界で、「ポストモダニズム」、あるいは「社会構成主義」ということが盛んに言われるようになりました。近代科学はある時期からずっと多大な時間とエネルギーをかけて客観的事実を、いわば、誰にとっても当てはまる唯一の真実を追い求めてきました。けれども追い求めれば求めるほど、唯一の正しいことなどどこにも存在しないのではないかという結論が見えてきました。私たちが「現実」として受け取っていることは、生まれたときから私たちの周囲を取り巻いて存在する社会や文化や歴史の中で創り上げられたものでしかなく、私たちは、物心ついた時点ですでにある影響を受けて創り上げられた信念や言語や体験を通してものごとを見、その中で暮らしています。知る人と知られたことはいつもセットで考えられることが大切で、その意味では知られたこと、すなわち見い出された真実は、それを取り巻く人の数だけたくさん、しかも多様に存在することになります。

ポストモダニズムに拠れば、人々の「知る」枠組みに影響を与えるのは、その人が生きる文化のあり方であり、歴史的文脈であり、社会構造とされます。家族という集団内でも同じことが当てはまるでしょう。家族メンバー一人一人の知る「枠組み」を規定するのは、各人が育くまれた文化的・時代的・家族的状況、体験した出来事や人々の力関係であり、ある人の真実を理解するには、その人が生きてきた状況をその文脈ごと受け止めようとする努力が必要です。

5・2・5　破壊的権利付与が聞き取られるということ

ここでもう一度、破壊的権利付与について思い出しましょう。なかでも各人が力弱い幼い存在だった時代に体験した破壊的権利付与は、彼らからある種の共感性や優しさを奪うという意味で、彼らのものの見方・行動の仕方を規定するものです。例えば、特定のある人に対しては冷淡になり感受性を欠いたかのような心ない対応をしたり、ある種の問題にはほとんど聞く耳を持たない、その話題になると不適切な応対をしがちになるなどの状態が見て取れれば、その背後に破壊的権利付与の存在を疑うとよいでしょう。それが他者と大きく異なる認知や独りよがりな意味づけを生むきっかけになる例も多く、その力が失われるためには、彼らのありようの必然性がその文脈ごと他者から共感的に聞き取られる体験が欠かせません。つまり彼（または彼女）の破壊的権利付与が何であるか、自分の目に、そしてセラピストと（可能なら）他の家族メンバーの目に明らかになるように、彼らにとっての真実を語り聞かせてくれることが大切です。

先述の二つの例で、次のような道があり得なかっただろうかとファンタジーを拡げてみましょう。例えば第一の例で、もし夫が対人関係に自信を持ったタイプの人間で、妻の抗議に適切な反論が出来ていたとしたら、その後の展開はどのようになっていたでしょう。あるいは反論というより、静かに感想を述べられるほど気持ちの安定した人で、自分が反省するべき点と妻の投影とを受け止められる人だったら。あるいは、妻が十分に父親から大切にされた娘で、そこまでの怒りを男性にぶつける必要性を抱えていない人だったとすれば……。夫と妻それぞれが体験した傷つきや抱えてきた負担が、先の事態を引き起こす文脈になんらかの形で荷担していることが想像されるでしょう。

また、第二の例では、中学生だった娘がもうひと踏ん張り、自分の要求を貫く方向で動けていたとしたら、どうだったでしょう。あるいはまた、父親の死別や婚家の話題に触れられることに対する母親の緊張感がもう少し低かったら、そして娘のやることを応援したいというサインを、もう少し娘に伝わるような形で発することが出来ていたとすれば、事態は異なる展開を見せたにちがいありません。

これら全ては彼らの人生を特徴づける、よくも悪くも重要な出来事であり、破壊的権利付与を彷彿させることどもです。彼らの対人関係に大きな影響を与え、問題の生起に密接に関わっています。同時にそのような問題がいずれも、相手をひどい目に遭わせようとか、他者の不幸を願うといった、いわゆる悪質な意図から生じているのでないことにも注意を向けて下さい。それどころかいずれの場合にも、相手のことを考えてとか、あるいは今よりよい状態を生み出そうという努力によってスタートし、努力そのものが私たちの願いに反してかえって関係のこじれと問題を生みだしてしまっていることが見えてくるでしょう。解決のための努力がさらに問題を生むというミラノ派の図式が当てはまるところです。関係が変化するために、これらの間違った努力は放棄されなければなりませんが、彼らの意図は意図として省みられるとよいでしょう。夫も妻も、そして母も娘も、彼らの内側にあって今も息づいている破壊的権利付与がなんであるか、それに彼らはどのように苦悩し、彼らの態度や行動にどんな影響を及ぼしがちか、家族は知る機会を欲しています。複数の家族員の間に立ち、それぞれに積極的肩入れをするセラピストは、家族以上に冷静な目で破壊的権利付与の存在に気づくことが出来るでしょう。そして当時の彼らの体験に思いを馳せ、体験を披露してくれるよう促すことが出来ます。もし彼らが自身の言葉で体験を披露してくれれば、彼らの生きてきた文脈、彼らの「真実」が私たちの視野に入り、彼らとのすれ違いや心ない態度によって苦しんだ家族メンバーの真実もまた、より大きな文脈の中で捉えられるようになります。多元的真実が多元的なまま受け止められる、つまりどれか一つが正しいのでなくいずれも無理からぬと受け止められる時、私たちの破壊的権利付与は悪性の力を失い、私たちは信頼に足る家族メンバーへと変化する道を歩き始めることが出来るようです。

こんな結論にたどり着くことが出来るでしょう。「家族面接で行うこと、とりわけセラピストが多方面に向けられた肩入れによって明らかにしようとするのは、それぞれの人の数だけ真実が存在することを個々具体的な人間関係の中で示すことである。そして、たくさん存在する真実がどのように食い違い衝突してきたかを出来るだけ目の当たりにして、共存可能性を探すか、あるいは、なるべく公平に責任を負担しあう新しい方法を対等な話し合いの中で見つけだすこと。」その作業の途中で、それぞれの破壊的権利付与が聞き取られること、そして、家族出納帳が見直されて各人がしてきた家族への貢献が省みられることは非常に重要でしょう。先述の例の母親は、その後一切の言い訳をせず娘の言い分を聞くことに徹しました。また息子の状況を納得した後で息子と共に職安を訪ねて、あれほど拒否してきた自分の職場に息子を連れていった父親もいました。最終的に選ばれる方向が誰の目にも対等だったり客観的に平等なものである必要はありません。ただし、そこに関わる家族メンバー全員がそれなりに納得した公平さを備えていること、そして自発的な行為に支えられたものであることが何より大切でしょう。

終章

最後の章では、関係性を援助するための技法のいくつかを紹介します。家族面接の基本的な考え方が咀嚼されたら、いよいよそれを効果的に行うための技法の習得に進むのがよいでしょう。ここでは、この本が中心的枠組みとして採用するコンテクスチュアル・アプローチの中で力を発揮するだろうものとして、「リフレイミング」・「ジェノグラム」・「自己分化」・「アサーション」の四項目を取り上げます。それぞれの要点を簡潔に紹介し今後の方向性として示したいと思います。とはいえ、面接技術の向上は生涯にわたって続く多様なプロセスです。それぞれの面接者の関心と理解の深さ、それを実践に移す工夫によってますます豊かなものになってゆくでしょう。文末にあげた文献などを参照しながら足りないところを補い、是非ともオリジナルな工夫を試みていって下さい。

リフレイミング

私たちはものごとを理解するとき、意識的、あるいは無意識的に必ず何らかの枠組みを準拠枠として用いています。日頃と異なる枠組みを当てはめたり、ラベルを貼り替えるなどして、起こっていることの事実は変えず、それに付随する意味を変換することをリフレイミングと言います。

例えば、親に批判的なまなざしを向ける思春期の子どもは、親と衝突しながら自分の考えを明確にしようとしている存在ですし、次々と関心が変わる移り気な生徒は、自由な心と豊かな好奇心に恵まれた学び手でもあります。その人本人や周囲の人にとって意味づけが変わると、これまで自動的に伴ってついてきた反応や行動に変化が生じます。どんなものごとにもいい面と悪い面、中立の面がいろいろと含まれ、ただ一つの面だけで成り立っているのでない。それを経験する人の数だけ多様な意味づけが存在するという意味で、リフレイミングは「多元的な真実」と近接の概念です。多様な意味づけが可能なら、関わる人のエネルギーを奪ったり関係を悪化させるのでなく、力を与えてくれるもの、関係改善に望ましい影響を及ぼすような意味づけを採用するのが望ましいでしょうし、そのような方向で家族を援助することは、家族の意にかなっています。もともとは戦略派が開発した技法ですが、現在では流派を越えた様々な家族療法家達に用いられています。

リフレイミング（枠組みを変えること）には、いくつかの方法があります。

もっとも一般的なリフレイミングは、出来事や行動の意味や内容を変えることです。例えば「中学半ばで転校した」ことは、「友人と別れるとても悲しい体験だった」と語る人がいるとします。それについてよくよく考えてみると、実はそれが「友達の有り難さが身にしみてわかるようになった」契機だったり、「どんな場に行っても時間さえかければ何とかやってゆけるようになるという自信が生まれたもとになっている」と気づくなどです。転校の事実は変わらず、その意味するところが本人の中で大きく変化します。同じように、夫の優柔不断さは彼の優しさであるかもしれません。母親の口やかましさはしばしば、家族中が大いに頼りとする現実感覚だったりします。

出来事や行動の意味は変えずに、それが置かれる文脈を変えることで有効性が引き出されることもあります。「少しも反省の色が見えない、失敗から何も学ばず、全く何を考えているのやら」と言って我が子の無反省を嘆く両親も、ちょっとやそっとでは乗り越えられないような課題に何度でも挑戦し続ける我が子を見れば、失敗にとらわれない我が子の性格が大いに力を発揮することを知るでしょう。几帳面さが求められる職種では、神経質なこだわりが相当に重宝し、独創性を発揮したい場面では、簡単に人と折り合わないほどのユニークさ・頑固さが役立ちます。

その他、あるできことが生じた理由や原因を異なって読みとる方法、二者以上の関係について、ぶつかり合う面でなく補いあっているところを強調して関係のリフレイミングをする方法などがあります。なかなか決断しない夫に対して妻は、「あの人は現実を見たがらない、いつもそこから逃げているから」と理由づけて理解しています。けれども夫の内心に想いをはせると、「そのことを真剣にとらえるがあまり、関係者のいろいろな気持ちやいたしかたのない事情が見えてしまうために」、決断を下せなくなっているのかも知れません。甘やかす母親と厳格な父親は子育てのプロセスでよく衝突し、自分のやり方を妨害されたと憤慨しあうかもしれませんが、親の優しさと厳しさのどちらも十分機能するためには、実はベストパートナーを得ているわけです。そしてそのことが受け入れられれば、二人がお互いを活かして肯定的に関わりあうイメージは、もっと具体的で近づきやすい、この先、あり得なくはないものとして二人に意識されるようになるでしょう。

リフレイミングを実施するときの留意点は二点あります。

「あなたの夫の優柔不断さは彼の優しさでもありませんか」とセラピストが言ったとき、「そう思えないから苦しんでいるのだ」とか、「そんな風に思って今まで何度我慢してきたことか。だからもう我慢するのでなく、優柔不断だと思う自分の気持ちを大切にしたいんだ」といった反応が相手から返ってくる場合があります。新しい枠組みを差し出す者（この場合はセラピスト）が形だけリフレイミングを真似て、別の枠組みをどこかから調達してきても、それはほとんど役立ちません。新しい枠組みの提供者が自分で心底そのように思えていること、なおかつ、差し出した相手の心にストンと落ちるものでなければなりません。この条件を満たさないリフレイミングは、「説得」や「ものは言いよう」、「事実の否認」としてしか相手に伝わらないでしょう。

また、リフレイミングをするとき、多くのセラピストはクライエントの一歩先に立ち、クライエントの手を引いてこちらへ引き上げようとしています。クライエントが自分の力で押しあがってくる可能性を早めにあきらめているとも言えるわけで、クライエントが自ら異なる見方を見出したとき、彼や彼女が得る報酬の大きさ、誇らしげな気持ちを摘み取っていることを忘れるべきではありません。この点が理解されれば、説得調になっても仕方ないこと、新しい枠組みを採用するかしないかを決めるのはクライエントに他ならないことがより明確になるでしょう。

ジェノグラム

少なくとも三世代以上の家族メンバーを盛り込んだ家族図のことをジェノグラムと言います。家族メンバーの関係や数世代のつながりを見るという意味で、家族関係図技法や世代関係図と呼ばれることもあります。家族の伝統や文化の継承、世代を越えて受け継がれる心理的遺産に注目する多世代派のセラピストにもっとも頻繁に用いられますが、これまた非常に基本的な家族理解の方法なので、流派を問わずよく利用されています。そもそも心理臨床家たるもの、家族療法家であろうとなかろうと家族に対しては強い関心を抱いています。クライエントの話を再構成して自己流の家系図を作り、事例検討に臨むことはよくあります。それでは、この自己流の家系図の利用とジェノグラムとでは、いったい何がどのように異なるのでしょうか。

もっとも決定的な違いは、前者はクライエントが去った後でセラピストが一人で行うまとめの作業であり、後者はクライエントの目の前に紙や黒板を広げ、そこにクライエントと一緒に書き出しながら行う共同作業だという点にあります。ですから、後者の場合には作り上げた家族図から得られる気づきや考察をセラピー仮説として蓄積することももちろん大切ですが、ジェノグラム作成のプロセスもまた同程度に重要で、いつ・なんのために・どのような言葉でクライエントや家族をジェノグラムに誘うか、そしてどのような雰囲気の中で共同作業を行うかがしっかり問われなければなりません。この点が配慮され、家族の合意が得られなければ、家族はいつまでたっても能動的に大切な事実や出来事を語る気にならず、せっかく語ったことも他の家族員の冷ややかな反応を受けて話さなければよかったと後悔する状況が生まれかねません。反対にここへの配慮が適切であれば、ジェノグラムが予想以上に豊かな話し合いを引き起こしてくれるでしょうし、場合によっては、いったん手をつけたジェノグラムを横に置き、他の話題を先行させてもそれはそれで少しも構わないのです。

具体的な方法としては、セラピストと家族が一つのグループのようになって用紙やボードを囲んで座ります。セラピストが語られたことの書き手を勤めるとよいでしょう。家族の誰かに家で書いてきてもらう、セラピストは観察者になって家族でジェノグラムづくりという課題に取り組んでもらうなどのバリエーションも考えられますが、共同作業のプロセスこそ大切だという観点からはどちらの方法もあまりお勧めしません。それぞれの家族員の話をセラピストが聞き取る姿勢は、多方面に向けられた肩入れ技法とほとんど同様です。それぞれの話は、予め決められた記号に翻訳されて用紙に書き込まれます。全員分の話を書き足していって、ジェノグラムが仕上がります。

ジェノグラムを作成するために、最終的にセラピストは、次にあげる三つのレベルの質問を家族に投げかけます。

レベル1：あなたの家族には誰がいて、生物学的、法的にそれぞれがどのように結びついていますか？

レベル2：家族のメンバーそれぞれについて、そして家族メンバー相互の関係の質について教えて下さい。

名前は何ですか?年は?性別は?何をしている人でどんな性格ですか?

家族が経験した出来事の中で特に大切なこと、セラピストが知っておいた方がいいことがありますか?

それぞれのメンバーは反目しあっていますか?それとも仲がよいですか?

レベル3：ジェノグラム作成の過程で、また、描かれたジェノグラムを見て、どのような感想を持ちましたか?あなたのユニークな感想を聞かせて下さい。家族のみなさんは私と一緒に耳を傾けてみましょう。

家族をめぐるテーマがレベル1から3まで、つまり表層的なものから個々人の内的世界に関わるものまで、順に語られてゆきます。家族員の記憶や理解が微妙に食い違ったり、関係の認知の仕方が実に人それぞれだとわかるなど、いくつかの発見が伴うことも珍しくありません。一人一人の認知は異なっていていいし、どれかが正しくどれかが間違っているわけではないことを、直接的・間接的に伝えるチャンスでもあります。家族の事実が明らかになるとは、ジェノグラムづくりを通して、"早い時期に親を失った"、"慢性的な障害や病気を抱えた"、"ある家族メンバーの死の直後に生まれた" 等々、いくつかの情報を一望することでもあり、各メンバーが被った破壊的権利付与が他者の目に気づかれやすくなるでしょう。そして、家族を取り巻く文脈がセラピストと家族自身に共感的に理解されること、その中を生き抜いてきた家族の力と個々のメンバーの果たした役割や貢献ぶりがセラピストの公平な目で評価され、家族にフィードバックされることがジェノグラムの締めくくりの仕事です。その後は折りにふれてジェノグラムを取り出し、新たに共有された情報をかき加えたり、現在の出来事とジェノグラムとの関連について考えることができます。

自己分化

自己分化とは、ナージとともに多世代派アプローチを代表する理論家であるボウエンが唱えた概念です。ボウエンが行うセラピーの目的はもっぱら自己分化を高めることであり、セラピストの自己研鑽もボウエンの手にかかれば、いろいろな機会をとらえてますます分化した自己を育てることとなります。ボウエンにとって自己分化は、それほど根源的・中核的な概念です。

例えば誰でも、状況や他者の言動に思わず反発したり、とっさに同調するなど、冷静さを欠いた対応をしてしまうことがあります。とりわけ緊張感に満ちた状況や、特に気になる特別な話題が持ち出されたとき、大好き・大嫌いなどの強烈な感情がかき立てられる他者との間でそのような対応が起こりがちでしょう。心の平穏が外界の出来事によって脅かされ、自己と外界との境界が危なくなります。そしてそんな時には、理性システムが感情システムに飲み込まれて冷静な判断能力を失うほど、両システムが融合した状態があらわれます。自己分化が低いとは、このような状態になりがちで、そこからの回復がなかなかはかれないことを意味します。反対に反動的な対応が最低限におさえられ、自分として自然な状態で環境と関わり続けていられることは自己分化の高さを示しています。

ボウエンは、私たちには同程度に分化した自己を持つ人を結婚相手として選ぶ傾向があると考えます。ですから、自己分化度の高い人は高い人と、低い人は低い人とパートナーシップを組み、互いの傾向を助長しあって高い者はますます高く、低い者はますます低い方向へ、時間経過の中でゆっくり変化します。また、自己分化度が低い親は、第三者である子どもを巻き込んで自分の不安を解消しようとするため、子どもは親以外の他者と関わる機会を奪われたり、外部（親）からの働きかけに敏感であり続け、自己と外界の分化の達成を断念することが子どもに求められがちです。そんな循環が堅固になれば、親の自己分化の低さは子へ、孫へと伝わって、お互いの反応を気にしあうますます緊張感の高い家族集団が出来上がってしまいます。

コンテクスチュアル・アプローチでは、家族面接で語られた一人一人の言葉をいったんセラピストが聞き取り、数呼吸をおいて改めて他の家族員の感想を求めるようにすると先述しました。これは、とりわけ自己分化度の低い家族集団において役立つ介入で、反動的やりとりの生起を防ぐ役割を果たしてくれるでしょう。そしてそのような話し合いを重ねることは、自己分化を高めるために欠かせない、地道ですが確実な方法です。セラピストが安心して聞き手に回ることができるようになった時、つまり家族が反動的やりとりに陥らず対等な立場で話し合いを始めた時点では、それぞれの家族メンバーがこれまでより高い分化度を手にしていると推測できるでしょう。

複数のメンバーに同時に関わるセラピストには、分化した自己が大いに求められることを付言しておきましょう。特定の家族員の話に共感的に耳を傾けた姿勢から、次の場面では彼のもとを離れ、別の人へと向かい、その人の体験に想像力を拡げます。そのためには、他者の感情に引きずられすぎないこと、分化した自己を保って、自分の視点と他者Aの視点、他者Bの視点など、複数の視点をたずさえて、なお自分を見失わないことがセラピストに求められています。

ボウエン（一九八八）とレーナー（一九八九）の意見を参考にして、自己分化を高めるための具体的方略を列挙しておきます。

？不安を軽減する。

@自分の行動や態度の傾向と特徴についてあらかじめ理解しておく。

A いつもと少しだけ異なる行動を心がけ、小さな変化を生み出す。（決して急がず、無理のない範囲でやること）

B 自分らしさを損なわないために、自分と相手との違いを認める。（言い換えれば、自分に目を向けて相手にとらわれないようにすること）

C 他者との関係で、自分が我慢してもよい基準線をあらかじめ設定しておく。（それを越えない範囲なら気にしない。それを越えるものは決してそのまま放置しないこと）

D 動揺した時に感情と反動とを区別するように努める。（すぐに行動を起こさずしばらくじっと見ていると、両者の違いが見えてくることがある）

E 不安を喚起する源泉を見出し、それに対する自分の考えを明確にする。

アサーション・トレーニング

最後に少々傾向の異なる技法ですが、対人関係や対人場面での問題処理が苦手な人々を援助するために一九五〇年代のアメリカで開発されたアサーション・トレーニングについて取り上げます。

「アサーション」または「アサーティブネス」とは、自分の考えや意見・感じたことを、率直に、正直に、適切な方法で表現することを言います。適切な方法とは、自分らしさを大切にし、相手のその人らしさも大いに認めようという相互尊重の精神のもとに成り立つ方法のことで、それを身につけるために段階的に構成された心理教育プログラムがアサーション（アサーティブネス）・トレーニングです。もともとは、それぞれの人が何らかの対人環境の中で学習した不適切な対人行動を修正し、まだ身につけていない対人スキルの習得を援助しようという考えのもと、行動療法の一つとして生まれました。一九六〇年代に入ると、アメリカ中を駆けめぐった人間性回復運動や人権運動の影響を受けて、「どんな人にも基本的人権があり、その人らしさを尊重することが大切である。自分と相手の尊厳がどちらも認められるような豊かな人間関係を作りたい」というヒューマニスティックな視点が大きく付け加わりました。現代では、個々別々の行動修正でなく、考え方や生き方の問題として、アサーションがますます理解されるようになってきています。

日本には、比較的早い時期に断行訓練や自己主張として紹介されましたが、他者との協調を重視する日本文化との折り合いが難しくあまり広がりを見せませんでした。平木

（一九九三）が「アサーション（自己表現）トレーニング」と解することで、自分勝手な主張や攻撃性とは異なる自己表現として集大成を図りました。二〇〇〇年現在では、婦人教育や青少年を対象とした社会教育、学生相談や教育相談の現場で盛んに取り上げられています。家族療法の世界では主に、ＳＳＴ（ソーシャルスキル・トレーニング）の一つとして、あるいはアイ（私）メッセージの奨めなど、スムーズな家族関係の技能伝授という目的で利用されています。対人関係を援助する技能を習得するという側面が強調されているようです。

　私としては、ここにさらに二つの意味を付け加えたいと思います。一つは、アサーションが推進する対人関係は、相互尊重・対等性の醸成・言語表出の促進など、いくつかの点で家族面接のねらい（とりわけ本書が論じてきたような家族面接のねらい）と大きく重なります。ここから、アサーションの方法論が、今、この場の家族関係の修正に具体的・直接的に力を貸す道筋が開かれるでしょう。

　もう一つは、セラピストの自己研鑽としての意味です。関係性の中で仕事をする者として、対人関係に関する理論はアサーション理論以外にもたくさん手に入れたいと思うのですが、臨床実践に役立つ理論は、残念ながらそう多くありません。多方面に向けられた肩入れを心がけ、安全な話し合いの場の作り手となるために、相手らしさと自分らしさのどちらも損なわないこと、腹に一物あるよりはそれを適切に表現し、耳を傾けようとする者であることが、誰よりも先にセラピストに求められます。声高に場を仕切るのでなく、かといって堅固に出来上がった関係のパターンに流されすぎず、新しい価値観を導入することがセラピストの仕事であり、そのためのセラピストのサブテキストとしてアサーション理論を使うことが出来るでしょう。

アサーション理論は、「アサーションとは何か」、「自己信頼とアサーション権」、「考え方のアサーション」、「言語レベルのアサーション」、「非言語レベルのアサーション」という五つの領域から成り立っています。まずはじめに、アサーティブなあり方と受け身的、攻撃的あり方の違いについて理解し、アサーティブネスとは何か、自分なりのイメージを明確にします。そして現実にはなかなかアーサーティブになれない、うまくゆかないからくりが何かについて、自己信頼や考え方、言語・非言語のそれぞれに目を向けて自己点検します。話し合ったり、ロールプレイの中で試したりすることで新たなコミュニケーションパターンを身につけてゆきます。

以上、四つの技法について述べてきました。このほかにも役立つ技法はたくさんあるでしょう。ささやかな「工夫」から、強力な影響力を持つまで、技法は多岐にわたりますから、その時々の自分の身の丈に合ったものを選びましょう。そして、やがてはそのセラピストらしさや人となりの一部へと発展的解消をしてゆくことが理論や技法の役割でありましょう。ご紹介したナージ理論も、終章に述べた四つの技法も、私にとってそんな役を担ってくれるものらしいと思えてきたところで、そろそろペンをおくことにします。

最後になりましたが、本書を著すに当たってはさまざまな方のご尽力をいただきました。私の心理臨床の基盤づくりに立ち会ってくださった故佐治守夫先生、長きにわたる迷いの先達である近藤邦夫先生と、現在、多くの刺激と励ましを与えていただいている平木典子先生に心から感謝いたします。垣内出版の垣内健一社長には上梓までのプロセスを実に辛抱強く見守っていただきました。さらに、この間に出会ったクライエントの方々とその家族との関わりにこの場をかりて心からお礼申し上げます。

【引用・参考文献】

アクスライン、V. 小林訳　1974　『遊戯療法』　岩崎学術出版
アクスライン、V. 岡本訳　1987　『開かれた小さな扉』　日本エディターズスクール出版部
Boszormenyi-Nagy, I. & Spark, G. M. 1973 Invisible Loyalties. Harper & Raw.
Boszormenyi-Nagy, I. & Kransner. B. 1986 Between give and Take. A Clinical Guide to Contextual Therapy. Brunner/Mazel.
Boszormenyi-Nagy, I., Grunebaum, J., & Ulrich, D. 1991 Contextual Therapy. In Gurman, A. & Kniskern, D. P. (Eds.), Handbook of Family Therapy. Brunner/Mazel.
Bowen, M. 1978 Family Therapy in Clinical Practice. Jason Aronson
Dankoski, M. E. & Deacon, S. A. 2000 Using a Feminist Lens in Contextual Therapy. Family Process Vol. 39 (1) 67-82.
Feldman, L. B. 1991 Integrating Individual and Family Therapy. Brunner/Mazel.
Framo, J. L. 1992 Family of Origin Therapy - An Intergenerational Approach. Brunner/Mazel.
フロイト、A.　岩村他訳　1981　『アンナ・フロイト著作集1　児童分析入門』　岩崎学術出版社
フロイト、S.　懸田、高橋他訳　1969　『フロイト著作集5　性欲論、症例研究』　人文書院
フロイト、S.　懸田、小此木他訳　1969　『フロイト著作集7　ヒステリー研究』　人文書院
Goldenthal, P. 1993 Contextual Family Therapy. Practitioner's Resource Series.
Goldenthal, P. 1996 Doing Contextual Therapy. Norton.
Grunebaum, J. 1987 Multidirected Partiality and the "Parental Imperative" Psychotherapy, Vol.24, 646-653
Grunebaum, J. 1990 From Discource to Dialogue: The Power of Fairness in Therapy with Couples. In R. Chasin (Eds.) One Couple Four Realities. Guilford Press.
平木典子　1993　『アサーション・トレーニング』　金子書房
平木典子　1996　『家族カウンセリング入門』　安田生命社会事業団
平木典子　1998　『家族との心理臨床』　垣内出版

平木典子　1996　「隠された親密さ一忠誠心」現代のエスプリ353 平木編　『親密さの心理』　61-69
平木典子　1997　「文脈療法の理念と技法」　日本家族心理学会編『家族心理学年報15　児童虐待』　金子書房　180-201
柏木恵子　1998　「ジェンダーからみた家族」国立婦人教育会館研究紀要 Vol.1—2
亀口憲治　2000　『家族臨床心理学』　東大出版会
Kerr, M.E. & Bowen, M. 1988 Family evaluation. Norton
Lehner, H. G. 1985 The Dance of Anger. Harper & Row. （園田雅代訳 1993　怒りのダンス　誠信書房）
Lehner, H. G. 1989 The Dance of Intimacy. Harper & Row. （中釜洋子訳 1994　親密さのダンス　誠信書房）
McGoldrick, M. & Gerson, R. 1985 Genogram in family assessment. Norton.
Miller, J. 1978 Living Systems. McGraw-Hill.
Minuchin, S. 1974 Families and Family Therapy. Harvard University Press.
中釜洋子　1997　「コンテクスチュアル（文脈派）アプローチの理解と臨床例への適用」　家族心理学研究　11（1）　13-26
中釜洋子　1998　「アサーション・トレーニング」　平木・袰岩編著　『カウンセリングの実習』　北樹出版
中釜洋子　1999　多世代理論アプローチによる危機介入　日本家族心理学会編　『家族心理学年報17　家族臨床と危機への介入』金子書房　143-155
中釜洋子　2000　「多世代関係と心の危機」　日本家族心理学会編『家族心理学年報 18ジェンダーの病』金子書房 135-145.
落合恵美子　1994　『21世紀家族へ』　有斐閣選書
岡堂哲雄　1991　『家族心理学講義』　金子書房
O'leary, C. J. 1999 Counselling Couples and Families. A Person-Centred approach. Sage Publisher.
Robetro, L. G. 1992 Transgenerational Family Therapies. Guilford.
ロジャーズ、C　伊東訳　1967a　『ロジャーズ全集8　パーソナリティ理論』　岩崎学術出版
ロジャーズ、C　村山訳　1967b　『ロジャーズ全集12　人間論』岩崎学術出版
遊佐安一郎　1984　『家族療法入門　—システムズ・アプローチの理論と実際』　星和書店

中釜洋子（なかがまひろこ）
1957年　東京都生まれ
1980年　東京大学教育学部教育心理学科卒業
1988年　同大学院博士課程単位取得退学
東京大学学生相談所専任カウンセラー、ハーヴァード大学精神科付属ケンブリッジ病院カップル＆ファミリーセンター研修員、東京大学大学院教育学研究科助手を経て
現　在　東京都立大学人文学部助教授

【主な著書等】
「子どものためのアサーション（自己表現）グループワーク」
日精研心理臨床センター、共著
「心理臨床の海図」八千代出版、共著
「親密さのダンス：身近な人間関係を変える」
H.G.レーナー著、誠信書房、翻訳

「心理臨床セミナー」シリーズ%
いま家族援助が求められるとき
—家族への支援・家族との問題解決—
2001年２月20日　第１版第１刷発行
●
著　者　中釜洋子
発行者　垣内健一
●
印刷　平河工業社
製本　イマヰ製本
発行所　垣内出版株式会社
〒162-0805 東京都新宿区矢来町3番地
電　話　03-3260-4982
ＦＡＸ　03-3260-4986
振　替　00170-9-25966
ISBN4-7734-0143-5